说真话讲科学

凭良心为孩子

张小敬也

甄岳来 著

孤独症儿童社会性教育指南

修订版

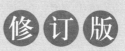
中国妇女出版社

图书在版编目（CIP）数据

孤独症儿童社会性教育指南 ：修订版 ／ 甄岳来著
. —— 北京 ：中国妇女出版社，2022.5
ISBN 978-7-5127-2102-9

Ⅰ.①孤…　Ⅱ.①甄…　Ⅲ.①小儿疾病－孤独症－社
会教育－指南　Ⅳ.①R749.94-62

中国版本图书馆CIP数据核字（2022）第008402号

责任编辑：李一之
封面设计：李　甦
封面供图：视觉中国
责任印制：李志国

出版发行：中国妇女出版社
地　　址：北京市东城区史家胡同甲24号　　邮政编码：100010
电　　话：（010）65133160（发行部）　　65133161（邮购）
邮　　箱：zgfncbs@womenbooks.cn
法律顾问：北京市道可特律师事务所
经　　销：各地新华书店
印　　刷：北京通州皇家印刷厂
开　　本：165mm×235mm　1/16
印　　张：15
字　　数：230千字
版　　次：2022年5月第1版　2022年5月第1次印刷
定　　价：59.80元

如有印装错误，请与发行部联系

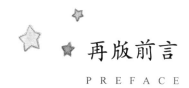

治人生的"病",还是"治"生病的"人"

读者朋友:

大家好!

《孤独症儿童社会性教育指南》与《孤独症社会融合教育》由中国妇女出版社分别于 2008 年、2010 年出版,读者数量一直以来在同类书籍中位居前列。那么,2022 年为什么要对这两本书进行修订呢?本次修订对原书做了哪些重要的修改、调整和补充呢?修订后的新书,有哪些特点呢?

一、修订本书的原因

孤独症的诊断与康复已经跨越了两个世纪,它对人类生命质量的威胁恐怕不是短时间能够终结的。孤独症康复的真相到底在哪里?我们一直以来的思维惯性就是满世界去寻找方法,渴望用"灵丹妙法"去治孩子生的"病",特别是确诊之初的几年,更是如此。抱着急功近利的心态,在"治病"这条路上,多少家长越走越远,甚至梦想着"6 岁痊愈"的人造神话……

　　然而，总结几十年来中国几代家长前仆后继、不屈不挠地与孤独症抗争的经验与教训，无论过去还是现在，已经有越来越多的家长最终明白了一个真相——孤独症康复的出路，不在于竭尽全力、倾家荡产地去治人生的"病"，而在于以人为本、实事求是地教生病的"人"、救不幸的家！"方法"重在针对孩子患的"孤独症"，而"社会性教育"则重在拯救患孤独症的"孩子"，拯救承载着孤独症灾难的家庭！

　　在"幻想—破碎—再幻想—再破碎"的轮回中，日渐觉醒的孤独症康复行业，已经有越来越多的家长和教师看清了康复的真相，进而扭转了孤独症康复的思考方向。修订本书正是为了满足更多的家长、教师从中获得社会性康复教育指导的需要。

　　近十年来，社会性教育自身也在不断地填补着一个个空白。例如：在历史基础上，社会性康复教育完成了从目标、内容、途径、场所到方法的体系构建；经过"社会性教育实验基地"的研究探索，社会性教育创建了"机构社会融合教育操作"的课程模式；十年间的个案积累，家庭社会性康复教育线上、线下一对一入户评估、方案制订及操作指导日臻成熟；为机构社会性教育课程构建、课程改革服务，"现场／网络一对一社会性教育课程执行督导"试验成功；极具挑战的适应大龄孤独症学生的生活功能课程及社会融合课程的教学已经初具规模……通过修订，补充社会性教育研究与实践的新进展，将更有助于读者学习、实践社会性教育的落地操作。

　　继第一代、第二代家长之后，近十年来，第三代孤独症家长几乎都曾热衷追随孤独症康复的"国际化时尚"，幻想去用外来的方法治好自己孩子生的"病"。他们多方尝试之后，最终与社会性教育结缘，学会了用社会性去教生病的"孩子"，这才让更多家庭的孤独症康复之路越走越亮、越走越宽。越来越多的家长从此扭转了康复的思考方向，他们中每个家长、每个家庭的历程与收获无不感人至深，对后来者启迪深刻。修订本书，只为启发更多的家长，如果您跟着"方法"走到山穷水尽之时，不要忘记"社会性教育"会让您转向柳暗花明之路。

　　又十年过去了，作者本人也在平凡中续写着自己不平凡的人生故事。年过花甲，与十年前相比，沉淀下来的孤独症康复思想更为丰富、更为深厚、更为精准、更为凝重。修订本书是为了让读者在孤独症康复的江湖之中，再度确认"说真话，讲科学，凭良心，为孩子"的社会性康复教育的价值观。其实，何止如此，这一价值观更应该被中国孤独症康复行业确认！

二、本书做出的重要调整和补充

原书出版至今，参考读者应用该书反馈的问题，为了让新老读者都能从再版书中大获裨益，本次修订，作者对原书的结构进行了大幅度的调整，另外，增加了全新的完整章节，并对整书的内容逐字逐句进行了全面复审，补充、修正之处不计其数。我们力争让本书内容既科学、严谨，又通俗、易懂，目的是让该书更好地起到指导家长、教师实施社会性教育操作的作用。

第一，重要的结构调整："理论顶天，操作立地"，自上而下，为读者呈现结构化、系列化的社会性教育操作体系。

为了更准确地体现原《孤独症儿童社会性教育指南》与《孤独症社会融合教育》两本书内容间的内在逻辑，为了使读者能够更完整、更精准地理解社会性教育的理念与操作之间的关系，也为了更方便读者阅读使用，本次修订将原来的两本书进行了结构重组，分为《孤独症儿童社会性教育指南》《孤独症社会融合教育》《孤独症社会融合教育操作指导》。修订还将原书中有些重复的内容进行了整合，例如，对原两本书中都有的学校融合的章节进行了合并、重组，内容更充实，结构更合理。调整后，每本书的主要问题更加集中，且每本书都为社会性教育不可或缺的重要组成部分。

第二，最新的成果补充：机构应该教什么？家长应该如何为孩子选择机构？为读者开阔眼界，拓展思路。

康复之初，每个孩子都要经历"选机构—上机构—换机构"的周折，甚至为此还要离开故土，远走他乡。机构承载着家庭的如此重托，那么，为了孤独症孩子的康复，机构到底应该教什么、让孩子练什么呢？我们在《孤独症社会融合教育操作指导》中新增了"机构康复篇"一章内容，用墨近 5 万字，向读者呈现了"社会性教育实验基地"经十年探索而构建的"机构社会融合教育操作"的课程体系，详解了机构社会融合教育课程的结构、内容、特点、操作方法等，一方面为家长选择机构开阔了思路，另一方面也为新生机构的社会性教育课程构建、为传统机构的社会性教育课程改革提供了参考和借鉴。这是对原书的一个重要补充。

第三，重要内容再充实：自我意识是什么？自我意识在哪里？自我意识怎么教？教读者知难而进，迎难而上。

虽然还有很多执迷形式训练、沉醉"求法治病"的家长和教师对于自我意识的教育还处在空白点、零起点上，但大部分家长、教师已经意识到解决孤独症孩子"内在自我意识滞后的问题"才是康复的致命点、关键点。然而，大部分家长、教师还找不准自我意识教育的切入点、着眼点，更不会调节自我意识教育的提升点、开阔点，在教育教学中，又苦于看不到教育操作的着陆点、把握点……鉴于此，本次修订着力充实了与自我意识培养相关的内容，不仅如此，修订后，在《孤独症儿童社会性教育指南》与《孤独症社会融合教育》两本书中，都有自我意识教育的专门章节，其深度、宽度、角度又各有不同。在国内孤独症康复教育的专业书籍中，本书是涉及自我意识教育思路、教学操作最多的，其深刻性、逻辑性、专业性、实用性更是独一无二。

第四，全书内容再提炼：概念更加精准，论述更加深刻，举例更加实用，操作更加具体，行文更加简练，让读者读得懂。

心中装着孩子，眼睛看着家长，脑子想着老师——怎样让本书真正成为中国家长、中国特教老师的"康复指南"和"操作指导"，作者在修订本书时，给自己定下了"简练但不失精准，深刻但不失实用，理性但不失具体，严谨但不失通俗"的原则，全书中文书写，读者老少皆懂。

三、本书的与众不同之处

由国内外康复训练专家、特教老师、孤独症家长等出版的有关孤独症康复训练的书籍，其数量数不胜数，再加上网络媒体的各类专业文章，真可谓浩如烟海。那么，本书与众不同之处在哪里呢？

第一，中国的家长、中国的老师，书写中国孤独症康复教育的大文章。

20 世纪 80 年代，当时"孤独症"无论在中国医疗领域还是教育领域，都鲜为人知。在没有任何资讯、任何前人经验和现成理论、方法可以参照的情况下，作者就开始应用社会性教育，帮助一代又一代的中国孤独症儿童完成了普校义务教育、高中职业教育，还有的孩子大学毕业后成功就业，甚至拥有了为人妻、为人母的人生体验。在社会性教育下取得成功的孩子，其社会性康复效果不仅在中国，在世界上也位于前列。一个又一个社会性康复教育经典个案被几代家长、被特教老师们誉为康复传奇，而缔造这一传奇的不是别人，正是中国的家长，正是中国的社会性康复教育！

本书中奉献给读者的机构社会融合教育操作课程并非舶来，也非模仿，它是生在中国、长在中国的孤独症康复机构的教师们在追随主流、崇尚方法、大做形式训练，但看到孩子的社会融合之路却依然步履维艰的现实落差之后，开始独立思考、勇敢批判、实事求是、大胆尝试、率先创新与改革机构康复训练的结果。

他们立足机构教学，面向社会融合，清醒地定位了孤独症康复机构的目标——帮助孩子减少社会融合困难。为此，他们以支持孩子融入社会必需的社会功能培养为最重要的教学内容，终于让机构走出了机械刻板、脱离生活功能、远离社会融合的形式训练的泥潭。机构社会融合教育操作课程终于理顺了训练方法、教学内容、教学途径、康复目标之间的逻辑关系，是距离解决孤独症的核心障碍最近的机构康复教育课程，因而，没有什么比"社会融合教育"更加不负"孤独症康复机构"之名。而创建机构社会融合教育操作课程的，不是别人，正是中国的孤独症康复教师，是中国特教老师们书写了机构社会融合教育的大文章！他们是：

李蕊与北京市展望儿童关爱中心全体教师；

杜华容与四川广元小海龟特殊教育培训中心全体教师；

罗丽英与厦门市星宝贝儿童启智中心全体教师；

朱雪萍与淮安与光同行自闭症儿童康复中心全体教师；

朱莉与天津市助梦关爱中心全体教师。

第二，治不好人生的"病"，就"治"生病的"人"，社会性教育回归辩证逻辑大思维。

孤独症是一种病，"有了病，就得治病，病治好了，才能救孩子，才算救孩子"。自古以来，治病救人天经地义，这个逻辑主导了孤独症康复的思路长达几十年，直到今天，寻治病的妙药、找治病的方法，在一些家长心中仍然根深蒂固。多少家长、多少家庭，虽然表面上看似乎也在做着"教育训练"，但在潜意识中总是压不住"治病"的急切与冲动。说到教育训练，很多家长之所以热衷于"操作方法"，那是因为在潜意识里仍然以为、仍然期待着它有神奇的"疗效"，这就是多少年来孤独症康复"以方法为中心"的思维基础。但不幸的是，一个又一个的家庭，就是在这条"治病"的路上，半途而废，折戟沉沙……

社会性康复教育与众不同在哪里呢？

如果当下治人生的"病"这条路走不通，那么，我们该做什么、我们能做什么、我们又做了什么，对孤独症的康复才是最为有效的付出呢？正是在回归辩证法的大逻辑中，社会性教育突破了业内习以为常的惯性思维，将大多数人以为的"先治好了病，然后孩子就什么都会了"转变为"社会功能教会了，孩子的病也就好了"。社会性教育这一康复方向的调整，"以目标为中心，让方法为目标服务"这一康复思路的确立，其基础就是辩证法的大逻辑。

值得欣慰的是，"治"生病的"人"，其实，这已经不仅仅是社会性教育的主张，中国南北方孤独症诊断著名医疗机构的知名专家们、一线医生们，在孤独症康复的第一道战线上，就已经给出了"依靠社会环境支持，开发家庭教育资源，提升机构康复质量"的多维度合力的康复构架。同时，他们更是一针见血地提出了"从促进孤独症孩子社会融合效果的角度，来确立康复质量的评价标准"这一宝贵观点。由此可见，医生们为孤独症儿童开出的康复"处方"，与社会性——社会融合教育殊途同归，异曲同工。

"治"生病的"人"，除了方法和技术，更要靠教育，还要重文化，这就是我们开发《孤独症儿童社会性教育指南》《孤独症社会融合教育》及《孤独症社会融合教育操作指导》系列指导书的原因。

四、特别致谢

本次再版，得到了甄老师工作室高级培训师韦玉翠、李蕊、杜华容三位老师的大力支持，他们参与并承担了如下重要章节的写作、修订、编审工作。

韦玉翠老师：《孤独症社会融合教育操作指导》的"家庭教育篇""普幼融合篇""机构康复篇"。

李蕊老师：《孤独症社会融合教育操作指导》的"机构康复篇""普校就读篇"。

杜华容老师：《孤独症社会融合教育操作指导》的"家庭教育篇""机构康复篇"。

五、再过十年……

再过十年，假如孤独症孩子依然层出不穷，那么，我们希望，每个家长、每个家庭都能在第一时间知晓孤独症的真相。

再过十年，假如孤独症之病依然无药可治，那么，我们希望，每个家长、每个家庭都能在第一时间了解孤独症康复的真相。

再过十年，假如机构依然可以帮助孤独症孩子康复，那么，我们希望，每个机构、每个老师都能知道只有社会性、社会功能的培养，才能给孩子融入社会、与世相处的力量。

再过十年，假如越来越多的孤独症孩子走进特殊学校，那么，我们希望，每个学校、每个老师都能让校园里的每个角落成为孤独症学生社会性教育的课堂。

再过十年，假如更多的普通学校接纳了孤独症学生，那么，我们希望，每个孩子在每个教室里、每张课桌上，都能被社会性教育的阳光照亮。

当然，我们更希望，再过十年，医学能够破解孤独症之谜，运用相应技术与方法治愈孤独症，还给孩子永远的健康！

愿疾病的错误密码都能被修正，让人间再无孤独症，为此，我们祈祷着！

甄岳来

2022 年 4 月

目 录

CONTENTS

✦ | 第三章
"帮你找到迷失的自我"
—— 孤独症儿童的自我意识养成

✦ | 第四章

"贫瘠之上我耕耘"
——孤独症儿童的智力开发（上）

✦ ｜ 第五章

"贫瘠之上我耕耘"

——孤独症儿童的智力开发（下）

✦ | 第六章
"请你像我这样做"
——孤独症儿童的行为矫正与行为建设

✦ | 第七章
"先要学会买面包"
——孤独症儿童实用性交往学习

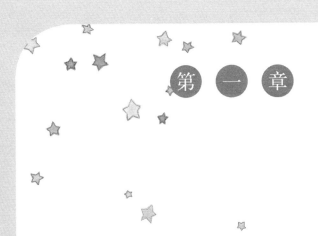

第 一 章

"我的孩子丢失了什么"

——孤独症的核心是社会性发展障碍

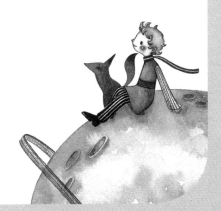

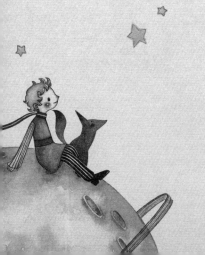

为什么叫作"孤独症"

孤独症儿童具有漂亮的外表、健全的四肢，然而，孤独症儿童缺失的是人最为本质的属性——社会性。

◎ 孤独症——一个心理学概念

与其说"孤独症"是一个医学概念，不如说它是一个心理学概念。

"孤独"，往往是人们在描述常人的性格特征时用到的词语，有的时候也说成"孤僻"。这个意义上的"孤独"，也可以理解为"外向"和"开朗"的反义词。顾名思义，作为描述一种性格特征的"孤独"，其含义通常是指一个人具有明显的关注自我心理活动的倾向，指这种心理倾向带来的不善言谈、不善交往、喜欢独处的行为习惯。具有这样性格的人，其心理世界的其他方面是健康的，并不影响其参与、享受正常的社会生活，不影响其承担适合自己的社会角色，不影响其理解、表达、分享高级社会情感。性格上的"孤独"能够被个体意识到，且只要自己有意愿，经过自己的主观努力，这种孤独是可以得到适当改变的。

用"孤独症"一词作为一类特殊症候群的统称，它与"孤独"性格中的"孤独"二字有什么关系呢？其实，"孤独症"只是借用了"孤独性格"的某种外在表现，但是，"孤独症"却与这种性格有着完全不同的内在含义。

典型孤独症之"孤独"的意义主要有三个。

其一，极端自我迷恋。孤独症使孩子顽固沉迷于自我感觉器官刺激带来的快感，抑制了他们对他人和其他事物的关注。他们高度抗拒外界介入，在极端自我封闭状态中无法自拔。

其二，严重的自我中心化思维。即便是高功能孤独症患者，绝大多数也是按照自己的角度、自己的方式、自我的理解去看待事物。他们有着与众不同的思维，这种思维很难被别人理解，他们自己也难以接受别人的调节。孤独症的"孤独"，实质就是一个人兼顾"自我"与兼顾"外界"之间平衡功能的丧失，因而孤独症儿童无法建立与常人的平等沟通。

其三，"孤独症"还有一个显著特点，那就是很难被本人自觉意识。因而，大多数孤独症患者没有自主调节能力，或自我调节能力薄弱。

绝大多数孤独症患者并没有医学可见的生理改变，孤独症的结果是孩子社会功能、社会适应能力的丧失。正是从这个角度上来看，与其说"孤独症"是一个医学名词，不如说"孤独症"就是心理学意义上的命名。

○ 孤独症——社会性发展障碍

人具有两重性：自然性与社会性。经过母亲的十月怀胎，塑造了一个具有自然性的生物人。任何一个生命都是带着自然性来到这个世界上的，随着生命过程的展开，每个生命都要逐步习得人的社会性。人的生物属性与生俱来，而人的社会性则是人在社会生活中，在人与人的交往中获得的。生命过程，某种意义上就是个体从自然人到社会人的过程，也叫作人的社会化过程。

社会性的习得首先依靠社会对个体的教育，而这种社会性教育起步于襁褓中的婴儿。对于任何孩子，一方面，社会性教育都带有强制性，并潜移默化于生活的方方面面；另一方面，一个人社会性的获得，还必须依赖个人的主观能动性，也就是说，它依赖孩子接受社会性教育的主观条件。只有两个条件共同具备，一个生命才能走上正常的社会化旅程。

孤独症儿童先天缺乏接受社会性教育的主观条件，他们不但没有社会化的能动性，相反，"孤独症"是对社会化的高度抗拒。孤独症儿童在认知、情感、动机、语言、自我意识等方面的先天缺陷，阻塞了他们社会性发展的通道，延缓了他们社会性发展的进程，也制约了他们社会性发展的终极高度。

社会性是人之为人的根本标志，"自然人"是"社会人"的载体，"社会人"是"自然人"的存在方式。一个人的社会性反映在社会认知、社会情感与社会行为上。孤独症儿童的社会性障碍首先表现在社会认知上的困难，也就是说，他们对人与人之间关系的认知，包括对自己与别人关系的认知，他们对各种社会角色、不同角色的行为规范的认知，对各种角色行为原因的认知等方面，都存在很大的困难。他们几乎难以对别人的心理状态、行为动机、意向等做出推测与判断，他们甚至不能读懂别人的表情。由于社会认知的严重扭曲，使得孤独症儿童无法实现从正常的社会认知出发而建立正常的社会情感和社会行为，他们与同情、依恋、爱、自尊、羞耻等概念似乎有着遥远的距离。与社会规范格格不入的行为方式，如同横亘在孤独症患者面前的一道天堑，使他们与社会人的融合产生了巨大的困难。

社会性教育正是针对孤独症儿童的社会性发展障碍的教育，它特别强调孤独症儿童的社会认知教育，以社会认知能力的提升促进孤独症儿童社会情感的发展和社会行为的养成，这就是孤独症康复思路的主线。社会性教育旨在培养孤独症儿童具有对人与人的关系的认知能力，具有一定的人际沟通能力；培养孤独症儿童具有对社会规范的理解能力，具有被社会认可的行为方式；培养孤独症儿童具有对自我的认识能力，具有对自我情绪和行为的主动调节能力；培养孤独症儿童具有情绪情感的社会化表达能力，培养孤独症儿童具有从他人的角度思考、摆脱自我中心化的社会化思维能力……

从自然人到社会人，这原本是一个常人在常态社会生活中自然而然的进化过程，就像一个孩子随着年龄的增长而自然长高一样，但是，"孤独症"这几个字，却意味着一个孩子从自然人到社会人的过程充满了艰辛，如同我们要把社会人的细胞逐一移植到孤独症患者的躯体上，在经历一次次强烈的排斥反应之后，一个社会人的生命才能够诞生，这不是一个自然而然的过程，它必然要经历脱胎换骨之痛！

社会性发展轨迹的偏离

　　3岁左右，在正常儿童自我意识、社会情感、同伴关系出现飞跃发展的时候，孤独症儿童的发展却明显地停滞了，明显地偏离了正常的社会化轨道。

○ "我家孩子不一样"

　　很多妈妈都会回忆起孩子的婴儿时期："2岁以前觉得孩子挺正常的，还非常聪明，两三岁的时候就不行了，和幼儿园的孩子比，和邻居家的孩子比，越来越觉得我家孩子不一样了。"

　　孩子的问题出在哪里呢？儿童早期社会性发展首先是在家庭中起步的。正常儿童通过家庭成员，特别是父母的抚养与教育，逐渐获得各种行为准则和社会规范，从一个依靠本能生存的婴儿逐渐成长为合乎社会要求的少儿，成为被社会环境认可和接纳的社会人，在这个过程中，儿童逐渐实现认知的社会化、情感的社会化、行为方式的社会化。与正常儿童比较，孤独症儿童社会性发展的各个方面都会出现差异。

社会情感

　　依恋是孩子早期最重要的社会性情感，它在七八个月的时候出现。婴儿期，这种依恋关系明显的表现就是孩子追随父母，当父母离开时表现出哭闹及对陌生人"认生"。2岁以后，由于行走能力的发展，孩子活动的独立性和自主性逐渐增加，但是，当孩子步行离开父母时，会自动和父母保持一定的距离。

　　之后，这种亲密的依恋关系逐渐地向移情发展。移情就是站在他人的角度，对他人情感的理解和体验。社会性发展良好的孩子在2岁半到3岁之间能够形成明显的移情，到了5岁，这种移情能力开始由父母身上迁移到同伴身上，儿童和同伴之间逐渐产生一种情感交流的需求。幼儿晚期，儿童和伙伴之间的关系开始出现明显的亲疏远近，孩子开始有选择地和某些特定的同伴进行更多的交流，产生更多的情感上的依赖，这就是友谊的萌芽。

再往后，儿童在移情的基础上发展出友谊关系。4岁的儿童对游戏伙伴就有了选择性偏好，到了幼儿园大班，友谊的萌芽开始出现；进入小学以后，儿童在友谊关系中开始受到共同行为准则的影响，表现为不但一起玩，还有相互支持和帮助；到了小学高年级，儿童在友谊关系中更重视相互交流自己心中的秘密，分享情感与思想。

孤独症儿童的社会性发展障碍在婴儿时期就开始显现出来。他们缺乏依恋行为，与父母缺乏对视，很少关注父母，有些孩子甚至拒绝父母拥抱，对父母的出现和离开都无所谓。在依恋情感出现障碍的同时，很多孤独症儿童对陌生人不产生"认生"反应。

进入幼儿期，当普通儿童与成年人、同龄人的交往在大踏步前进时，孤独症儿童的交往障碍越来越凸显出来，他们持续地停留在独自活动阶段，喜欢大段时间按照自己的方式独自"放松"。严重的患儿会抗拒别人介入，既不能和父母开展游戏，也不会与伙伴玩耍，越来越孤僻、离群。他们仍然拒绝与别人的目光接触，拒绝别人的爱抚动作，往往只会用哭闹、叫喊和发脾气来表达情绪。

同伴关系

正常的孩子2岁半以前以自己玩为主，到了3岁左右，他们开始明显地需要伙伴，更喜欢凑在一起玩，但是彼此之间缺乏分工合作；四五岁以后，幼儿喜欢在一起玩有共同目的和明确分工的游戏，他们学会遵守规则，并且监督对方遵守规则，在同伴关系上产生了显著飞跃。

普通儿童在同伴交往中发展了跟随、模仿、配合及分享能力，他们对同一认知对象有共同的兴趣，因而，同一个认知对象能引起他们的共同关注；在同一认知对象上，他们有共同的经验、共同的思维，因而，同一认知对象能使他们形成共同的理解。一个共同的活动过程，能给他们带来共同的情绪体验，在同一个活动过程中，他们有共同的喜怒哀乐。进入幼儿园和学校的儿童，同伴交往在交往中占了越来越重要的位置，以至于到青春期以后，同伴交往的重要性将超过孩子与父母之间的交往。

孤独症儿童的同伴关系停留在2岁左右，之后不再向前发展。他们对物品的兴趣、对物品的关注，远远超过了对人的兴趣、对人的关注；大多数孤独症儿童不理解同伴的友好表达，或者对同伴的交往要求没有正常的基本反馈；对同一个认知对象，或者同一项活动内容，他们与同伴之间没有或少有共同兴趣，没有或少有共同关注、共同理解；在同一个游戏过程中，他们与同伴之间没有共同情绪体验，没有相互之间的情感分享。与普通儿童比较，他们在幼儿园时期，不经过外力的辅助和干预，几乎很难形成同龄人之间的跟随、模仿、配合与分享，因而，他们无法建立同伴之间的平等交往，许多孩子直到成年以后，交往的主要对象仍然是父母。

自我意识

正常儿童在2～3岁之间理解了"我"和"你"的概念，能正确使用代词"你、我、他"。由于"我"的概念建立，这个时候的普通儿童开始懂得"属于我所有"，他们具有了对物质的占有、保管和支配的要求。由于自我意识的发展，正常儿童3岁起开始关注成人对自己的评价，所以，成年人的语言对儿童行为的调节作用显著增强，他们从最简单地按指令做事，逐渐过渡到努力使自己的行为得到成人的认可和赞许，比如他们会为了完成一个任务而自我约束，会用语言或者行动讨好别人。

3岁左右的孤独症儿童，即便有清晰的发音，能说出完整的句子，但代词的使用却会出现困难，甚至到七八岁时，仍然存在"你""我"的混乱。他们建立"归我所有"的概念要比正常儿童延迟数年甚至更长时间，他们不会区分"我的"和"别人的"。孤独症儿童在2岁半左右，与成人的互动关系也陷入停滞状态，他们的行为很难接受成年人指导性语言的调节，甚至他们不能领会成人的评价和态度，几乎不能控制自己的行为，因而，许多孤独症儿童3岁以后的行为离社会认可的规范越来越远。

思维发展

思维的发展主要通过儿童的语言水平表现出来。3 岁左右的正常儿童在其感知和经验范围内，能够听懂常用的各种性质的词汇和简单句，并且能够理解表示事物之间不同关系的各种复杂句。正常儿童通过其抽象能力，形成了对语法规则的概括，他们能在不同的场合，依据情景和交往对象、交往目的，自如地完成词汇和语法的合理组合，在生活中实现表情达意的口语交流。3 岁左右的正常儿童已经从关注个别事物"是什么"，逐渐转入关注这个事物与那个事物之间的关系，他们向成人提出的问题不再是简单的"这是什么"，而大量增加了"为什么"的提问，这个转变反映了儿童在试图寻找和发现事物之间的关系。在思维内容上，正常儿童不仅关注物与物的关系、物与人的关系，而且越来越关注人与人之间的关系，因而，这个时候的孩子可以听有人物角色和事情发展情节的故事。

孤独症儿童 3 岁左右思维发展出现停滞，严重落后的语言是思维落后的直观写照。口语中，他们使用的词汇大多数是具体名词和具体动词，较少使用概括性词汇；表达中，他们使用的句子绝大多数是简单句。他们对理解表示事物关系的复句存在一定程度的困难，连贯使用复句对他们来说就更加困难，更难听到他们说出用以表示事物关系的关联词。孤独症儿童缺乏对语言规则的概括能力，他们很难根据语法规则完成新句子的组合，因而，他们说出的句子好像是别人语言的复制品。他们长时间不能进入对事物关系的理解，因此长期只对孤立的事物感兴趣。故事情节是事物之间关系的演进，因而孤独症儿童迟迟难以听故事，更不能真正意义上给别人讲故事。他们长期漠视哪怕最简单的故事剧，相反，很多孤独症儿童对广告片段表现出兴趣。

由此看出，正常儿童的社会性发展，无论在社会情感还是在交往行为上，无论在自我意识还是在思维发展上，3 岁左右都是一个明显的提升点，而孤独症儿童就是在这个本该到来的提升点上，明显地表现出了与正常儿童的不同步。社会性发展如此严重落后，才使得他们脱离了正常群体，成了特殊的孩子。

○ 异常的不只是行为

"我的孩子 8 岁多了,'你、我、他'还经常混;游泳非常棒,但就是一定要按照他自己的方式游;英文歌曲模仿得好极了,但是从来不懂得有意识地唱给别人听,总是在不该唱的时候唱;到任何一个地方,只要看见门,就要去开,不管里面有没有人,不管别人是否愿意……"每一个孤独症儿童的妈妈,都会描述出孩子一连串的异常行为。在这些现象的背后,我们看到的是什么呢?

随着孤独症发病率的上升,在孤独症的诊断实践中,我国的专业医生、从事孤独症研究的专家学者、从事孤独症康复教育的资深教师,都能通过观察对典型孤独症患者做出诊断。

历史上看,美国不断修订孤独症的诊断标准,但是,不管诊断标准如何演变,我们都能发现两个相同点:首先,无论过去还是现在,孤独症的诊断方法始终是行为诊断法,而非生物化学诊断,也就是说,孤独症的诊断是看孩子的行为表现是否符合常态,看孩子的行为偏离常态幅度的大小;其次,无论过去还是现在,孤独症的诊断内容大同小异,异常语言、异常交流、异常情绪、异常行为始终是诊断的主要依据,特别是交流障碍和行为障碍更是诊断的"金指标"。

不难看出,所有的异常指标,只要具备其中的任何一个且达到一定程度后,都足以造成一个孩子在社会适应上的困难。孤独症的严重性在于,他们的障碍发生在多个方面,它影响着儿童的社会功能,严重的孤独症儿童甚至生活不能自理。

也正是这些典型的社会功能障碍,从根本上改变了孤独症儿童与环境的互动关系,他们往往被隔绝在正常的社会人群之外,不能在与环境的相互作用中实现自身的发展。现代心理学认为,儿童社会性发展的动力取决于儿童与环境的相互作用,一旦孤独症儿童与社会环境处于严重的隔离状态,也就失去了促进儿童心理发展的根本条件。

孤独症儿童一方面因高度自我封闭而与世隔离,另一方面又因为他们的社会性发展异常,遭遇了环境的被迫隔离。被迫隔离对他们社会性发展造成的损害,和印度狼孩与世隔绝而造成的社会性发展损害极其相似。

塑造一个社会人

促进孤独症儿童社会性的发展，增强孩子的社会适应性，最终实现社会生活自理、社会生活自立，始终是康复训练的核心目标。

◎ 当父母离开这个世界的时候

"其实，孩子现在不会什么，我们都可以教他。教了他还不会，我们可以替他做。也想过给孩子留下足够的钱，但问题是，咱的孩子会花钱吗？最可怕的还不是现在辛苦，不是别人歧视咱们，最可怕的是，当我们不在人世以后，这样的孩子怎么生存啊？！"

这是每一个孤独症儿童家长内心深处永远放不下的沉重，也正是为了让自己离开这个世界的时候，孩子能多一分生存的可能、多一点生活的尊严，父母才会不遗余力地训练孩子。

很多家长较多地着眼于孩子技能和知识的习得，比如，狠下功夫训练串珠子、双脚跳跃、认知各种卡片上的物品等。技能训练、知识学习容易看到成果，学习的成效也便于测量，但是，无论家长还是教师，必须有意识地促进孤独症儿童将学习的知识和技能向社会适应能力转化，让孩子利用这些技能和知识去解决生活中遇到的实际问题。否则，我们终究会发现，有些技能孩子可能掌握得非常娴熟，但是这些技能和社会性发展没有太大的关系，甚至某些技能的畸形发展，还可能将孩子引入特定方式的自闭。

一个5岁半孤独症男孩的妈妈，有一天高兴地讲起了孩子生活中一个极小的细节：妈妈带着孩子参加了绘画班，课上不需要妈妈陪同，妈妈离开教室的时候，给孩子留下一瓶矿泉水。放学了，孩子离开教室的时候，自己主动带走了那瓶喝了一半的矿泉水。从物理认知的角度，孤独症儿童认识矿泉水的物理属性或许不难，相比较而言，认识这瓶矿泉水的社会属性，对很多孩子可能会很困难。妈妈之所以在意这个细节，正是因为她懂得在那个情境下，孩子的这个举动中包含的社会性意义——孩子知道这是属于自己的东西，没有用完自己要带走。

一个6岁多的孤独症男孩，他的妈妈在生活中抓住每个机会，让孩子参与生活、解决问题，妈妈将每个问题的解决过程都看成孩子社会适应能力的提高过程，都在为父母有一天离开孩子做准备。妈妈说："我和孩子常说的一句话是：'你18岁的时候要学会自己挣钱。'"一个夏天的晚上，妈妈带着孩子在户外游戏，孩子提出要回家取一件玩具，妈妈将钥匙交给孩子，让孩子独立回家完成这个任务。孩子完成了回家、打开房门、找到玩具、拿着玩具离开房间、关门锁门、返回找到妈妈的过程。这个训练十分精彩，需要孩子很多能力的参与，是对孩子的一次综合考试。孩子成功返回以后，怀着恐惧，小心翼翼地告诉妈妈自己的一个小小的失误："钥匙锁在家里了。"这是一个难能可贵的教育机会，妈妈及时让孩子认识这个行为的后果，然后启发孩子想办法解决新的问题。这是一次直接的"生存体验"，这是一次生动的社会性教育活动，这是一个极其有意义的夜晚。

"孩子，幼稚的你，何时才能够长大？孩子，你知道吗？你的爸爸妈妈早已望眼欲穿！当我们离开这个世界的时候，孩子，你将如何生活呢？"源于孤独症儿童家长内心深处那种无法释怀的沉重，才有我们对孤独症儿童社会性的声声呼唤，才有我们对孤独症儿童社会性的苦苦追求。千般努力与万般辛苦，只为我们一生追寻的孤独症儿童社会性发展的目标——那就是，当我们离开这个世界的时候，我们的孩子能够走向家庭生活自理、社会生活自理、社会生活自立！

○ 孤独症康复教育的经纬线

孤独症儿童的社会化旅程尤其特殊，尤其艰难，"孤独症"甚至可以解读为"社会性"的反义词。孤独症儿童的康复训练，不是任何别的训练，而应该是促进孩子社会化发展的训练，社会适应能力的高低是衡量孤独症儿童康复效果的唯一指标。

20 世纪 80 年代的孤独症儿童已经人到中年，一个又一个孩子、一个又一个家庭的成功与失败，验证了"孤独症社会性教育"。30 多年的孤独症康复实践，告诉我们社会性教育是一个涉及多因素的立体化、全方位、持久性的教育。回顾过去的 30 多年，沿着内因条件与教育干预相互制约、家长成长与孩子康复彼此影响、社会功能与智力开发并行不悖、课堂教学与生活训练取长补短等一条条纵横交错的经纬线，我们发现了孤独症社会性康复的轨迹。

社会性教育的效果受内因、外因的影响。自身条件决定了孩子未来社会性康复可能达到的高度。在孩子先天条件一定的前提下，给孩子什么样的教育，是将孤独症儿童社会性发展潜能变成现实性的决定性因素。

给予不同的孤独症儿童同样的社会性教育干预，每个孩子的社会性最终能够达到何种程度，取决于他们自身的先天条件。儿童社会性发展需要给孩子创设正常的人际交往环境，孩子的社会适应能力是在社会交往环境中提高的，具有能够接纳他们的常态社会环境尤其重要。离开了正常的社会生活，如同人离开了空气，在真空中，社会性发展无从谈起。

在内因和外因中，我们不能决定的是孩子的内因，我们能够决定的是社会、父母给予孩子什么样的环境、什么样的教育。每一个孤独症孩子都要在其先天程度和后天教育干预的经纬交叉点上，找到最终的康复目标。

社会性教育内容必须是在生活感知的基础上构建起来的社会功能训练和系统化的智力开发。智力起始于对颜色的认知，起始于按照形状进行分类，起始于对第一声"啊"的模仿，起始于两只小手的协调抓握……但，所有知识和技能都必须落脚于孩子的社会认知能力，落脚于孩子的思维能力，并由此延伸为孩子的社会适应能力。

社会性教育中的智力开发的每一个题目，都必须纳入孩子社会性发展的主旋律，必须指向提升孩子社会功能的最终目标。社会功能的状况又与孩子的智力水平有着非常重要的关系，某种意义上可以这样说：一个孤独症儿童智力的高度，严重影响着孩子社会功能的高度，抬升智力这一纬度线的根本意义在于，它可能使孩子的社会功能得到相应的提升。

社会性教育的方式应该是主题训练、随机训练与课堂训练的相互补充。

家庭是孤独症儿童社会性教育的第一课堂，生活是培养社会性的肥沃土壤，解决问题是社会性成长的最好催化剂，父母是孤独症孩子社会性教育的终身教师，没有生活中的训练，离开生活的土壤，不能想象有哪一个孤独症孩子的社会性之苗能够开花结果。

对孤独症障碍真相的准确认识和理解，有利于我们在康复训练中看准目标，而不至于偏离方向、误入歧途；对孤独症障碍真相的准确认识和理解，有利于我们在康复训练中抓住根本、找对重点而不至于本末倒置，甚至舍本求末；对孤独症障碍真相的准确认识和理解，有利于我们选择康复教育方法，处理好枝节和根本的关系，为促进孩子的社会性发展提供最佳的教育环境和教育条件。

"给我一个支点，我就可以撬起地球。"深思物理学的这句名言，我们会从中受到什么启发呢？我们该怎样以自己的微薄之力与孤独症抗衡呢？推动孤独症儿童的康复，我们也需要一个支点——发展孩子的社会性。如果所有训练的内容和方法都是我们希望用来推动孩子康复的杠杆，那么只有将这个杠杆架设在"社会性教育"这个支撑点上，我们才能用有限的力量换来孩子最大程度的康复，我们才能找回孤独症孩子失去的人之灵魂——社会性！

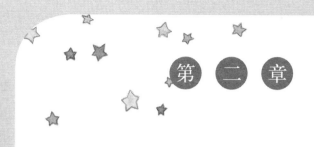

第 二 章

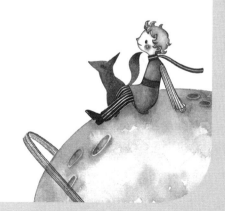

"为你架设沟通的桥梁"

——孤独症儿童的语言教育

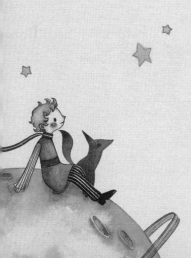

语言能力是社会性发展的桥梁

语言能力与孤独症儿童的社会性发展是什么关系？为孤独症儿童架设连通自己与他人、自己与社会的桥梁，会极大地促进孩子的社会性发展。

○ 连通"你"和"我"的桥梁

每一个"我"都是一个独立的个体，社会性可以让每个独立的"我"实现彼此的连通。而由这一个"我"到达那一个"我"需要连通的桥梁，这座桥梁就是语言。

社会性是在交往中发展起来的，沟通和交往又需要媒介，媒介多种多样，其中最常用的是口头语言，语言的交际功能也正是语言的生命力所在。如果语言表达存在严重障碍，必然造成孩子社会性发展的障碍；反过来，人与人的交往、沟通又是促进、支持孩子语言发展的良好环境。我们无奈地看到这样一种恶性循环：孤独症儿童因为先天语言障碍，缺乏与他人的交流；反过来，又因为缺乏人际交流，加剧了他们语言发展的迟缓。

促进孤独症儿童语言的发展，其意义就在于：让孩子学会利用"语言"这个沟通工具，为孩子架设融入社会的桥梁。

架设语言这座桥，需要两个强有力的支点。

第一，语言表达的需要。

说话的动机来自功能性需要和情感性需要。只有说话，才能满足自己衣食住行的需要。或许孩子并没有说话的兴趣，但是，不使用语言就无法满足需要。兴趣也能产生表达需要，比如，通过说话，给孩子带来愉悦的心理体验，说话得到了父母、老师的赞扬，这时说话的结果就满足了自己的心理需要。

"表达的需要"是推动孩子学习语言的内在动力，如果没有内在动力，就等于没有发动机，光靠外力推着、拉着、拽着去做语言训练，往往收效有限。

第二，语言表达的能力。

语言能力以生理条件为基础。声音是语言的物质载体，因而必须有正常的发音器官。语言是语音和语义的结合，语义与思维密不可分，思维正常语言才能正常，正常的语言是正常的思维能力对发音器官正常支配的结果。当发音器官没有阻力时，语言障碍主要指因为思维障碍所造成的语义不恰当、说话方式不恰当。

很多时候人们说这个人"不会说话"，"不会说话"的含义并不是指语音、语调方面的困难，而是指在表达内容和表达方式上的"非社会化"现象，这种现象在孤独症儿童的语言上表现得特别突出。这一语言现象的深层原因有两个：第一，思维能力落后；第二，思维方式自我中心化。

> 发展孤独症儿童的语言能力，一是启动孩子的表达需要，让孩子理解语言的作用，让孩子明白"说话是生存的需要"，这是语言训练的首要内容。二是发展孩子的思维能力，让孩子逐渐摆脱自我中心化的表达方式。
>
> 语言教育必须从这两个源头入手，缺一不可！

重度、典型、低功能的孩子，语言的首要障碍体现在动机上。如果孩子没有运用语言进行交往的需要，也不想与人交往，当然也就不可能主动和人说话。有些高功能患儿具有较好的交往动机，这个时候，他们的障碍主要表现为表达内容重复、简单、混乱和表达方式不恰当。

◎ 为什么说，说什么，怎样说

语言表达是动机驱动下的行为，任何语言都是思维的外在符号。"为什么说，说什么，怎样说"，也可以称之为"表达动机，表达内容，表达形式"，这是构成语言能力的三个基本要素。

这三个要素相互关联，相辅相成，缺一不可。不过在不同阶段，孩子的语言障碍可能以某一个要素为主。例如，当孩子还很难开口说话的时候，交往的兴趣、说话的动机就是主要矛盾。当孩子已经懂得语言的作用，开始与别人进行语言沟通的时候，表达内容和语言形式就是主要问题。

"使用语言就可以满足自己的需求"，想办法让孩子明白这个道理，是培养表达动机的主要思路。让孩子参与社会生活，丰富孩子的经验和感受，可以丰富孩子的表达内容。培养逻辑思维能力，为的是让孩子的表达更具条理性、逻辑性，因为语言与思维关系十分密切，语言的背后是思维能力在支撑。

孤独症儿童的语言教育中往往存在两个误区。

第一，忽略启发孩子理解使用语言的意义，甚至剥夺了孩子使用语言满足需要的机会，这种舍本求末、为说话而说话的语言教育，必然事倍功半。

陷入这种误区的原因是：我们忽略了"语言"作为沟通工具本身的特点。人类的生理、心理需要是最原始的动因，通过使用语言，人类满足了自己的需要，这个结果使语言的应用得到强化，然后推动人们更好地运用语言。

孩子语言的发展，从某种角度上看，是人类语言产生、发展的缩影，如果我们从源头上剥夺孩子使用语言的需要，无异于釜底抽薪，再怎么"煽风点火"，也难以奏效。理解语言的作用，使用语言实现交流目的，这是语言训练的源头，只有抓住这个根本，所有的语言训练形式才有实际意义，切不可本末倒置。

事实上，几乎每个孤独症家庭都存在这样一个问题：过度照顾使孩子的生理需要饱和，丧失了语言表达的动机。在孩子还没有说话之前就满足了孩子，这对语言教育很不利。

> 先把"表达需要"还给孩子，再把语言工具交给孩子！

"语言"作为沟通媒介，它是社会约定俗成的符号系统，而孤独症儿童常以自我中心式的动作或者发音表达自己的需要，父母往往凭借对孩子这种不正确表达的理解，给予孩子所需要的反馈，这样就等于强化了孩子不正确的语言表达，以后有需要的时候，孩子会继续发出他们自以为"正确"的信号。后来，当我们让孩子用正确的有声语言表达的时候，反而常常遭到孩子的拒绝，这是因为我们自己的不当强化给孩子语言发展带来的负面作用。

> 停止强化错误的沟通方式，让孩子原来非社会化的表达失效。如果他原来的表达方式继续有效，孩子将难以学会真正的社会语言。

第二，没有将语言训练和思维训练联系起来的思路，更没有具体的训练方法。

教孩子说出一个词语、句型，这不是孩子语言学习的最大难点，因为，经过反复训练后，很多孩子能够掌握。虽然他们可以和普通儿童一样说出同样的语句，但是在人际沟通中，他们仍然有很大的障碍。问题出在哪里呢？

很多家长被孩子这样的表现困扰："他自己想说什么就说什么，不管别人是否喜欢听，不管别人是否听得懂。说话的时候不看对方，不管对方的反应如何，自己说完了转身就走开。不能围绕一个主题谈话，别人说话时随便插话，和别人的话题又格格不入。"

这就是人们说的"不会说话"，孤独症儿童甚至一生都会带有这种"非社会化"语言的特点。造成这一病态语言输出的深层原因是极端自我中心化的思维方式。

一个孩子在院子里玩，看到花开了，跑进屋里对妈妈说："开了，开了！"妈妈以为孩子在说炉子上的水壶，就回答说："没开呢。"孩子坚持说："开了，开了。"后来，仔细一问，妈妈才知道孩子说的是院子里的花开了。在日常交谈中，人们常常使用无主语的句子，若不想造成双方沟通的障碍，就需要以交谈的双方都明白背景条件为前提。但是如果儿童的思维处于自我为中心的水平，他们以为自己明白的对方也明白，自己看到的对方也能看到，不能从对方的角度看问题，这时候的沟通障碍就是思维方式的局限性造成的。

自我中心化的思维方式制约了孤独症儿童的语言表达，学会从对方的角度思考问题，可以促进孩子语言表达的正常化、社会化。

思维的含义还有另外一个角度，就是思维的逻辑能力，例如，概括推理能力，这种逻辑能力是对事物内在关系的理解能力。如果在不理解事物关系的基础上表达，自然也就成了"知其然，不知其所以然"的"鹦鹉学舌"式语言。因此，在语言训练中，一定不能脱离思维能力的培养单纯地教语言。

走出这一误区的基本思路是：在培养孩子思维的基础上教语言，学语言，用语言；在解决生活问题的情景中，提升孩子的思维能力。

○ 语言康复的"三级跳"

多数孤独症儿童的语言发展经历了这样一个过程：早期，语言出现的时间明显落后于正常儿童，有的孩子到了三四岁，甚至五六岁仍然没有发音；还有的孩子早期语言发展和同龄婴儿差距不大，但是，进入幼儿期后语言退化，各种障碍开始显现出来。语言的发展异常是鉴别孤独症的主要指标之一，一般孩子会在这个时候确诊并进入训练，其中语言训练是康复训练的主要内容之一。

随着强化训练的持续进行，没有语音的孩子可以逐渐出现发音，孩子的各种语言障碍也能得到不同程度的克服，但是，他们仍然会顽固地保留孤独症的语言色彩。进入青春期以后，很多患者具有一定的语言能力，可以实现简单的工具性交流，但不能忽视的是，他们口头语言的内容和形式仍比较简单，对于"言外之意""一语双关"等深层的"语境"意义难以解读。除此之外，他们语言的灵活性差，刻板化和自我中心化的语言仍然明显存在。

将孤独症儿童的语言障碍进行程度和类型分解后，会发现以下状况：

第一种，部分孩子有较大的语音障碍，还有一部分孩子表现为语言退化。这种情况下要解决的主要问题是：从无发音到有发音；从语言退化、消失到重新恢复语言。迈过这个阶段，孩子的语言发展就实现了第一次飞跃。这个飞跃足以让家长欢欣鼓舞，因为这个开端会让家长期待着孩子的语言再上一层楼。

第二种，克服孤独症所特有的"孤独症语言"，也就是本章涉及的各种具体的语言矫正案例。这是一个缓慢爬行的过程，很多孩子经过矫正以后会有改善，但是改善的程度不同。孤独症语言明显得到改善的孩子，可以实现日常沟通，对于这部分孩子而言，还需要跨越最后一道障碍。

第三种，主要任务是提高说话的技能技巧，比如，怎样使语言形式更加丰富、灵活，在言语交际中怎样应变，等等。进入初中、高中的青少年孤独症应该进行这种高级的语言训练，也有一部分轻度孤独症儿童没有第一种障碍，童年时期就可以在纠正孩子特有异常语言的同时进行高级的语言训练。

上述三种不同状况，可以理解为严重语言障碍、中度语言障碍和轻度语言障碍。

> 中度语言障碍指有比较清晰的发音，能说简单的句子，有一般的语言理解能力，但是，存在特有的"孤独症语言"障碍，且比较典型。本书中的训练设计主要适用于中度语言障碍的孩子，且以这部分孩子在语言应用、语言发展中遇到的问题为主线。

语言训练自始至终应该遵循的规则是：孩子产生生理、心理需要—由需要诱发表达动机—辅助孩子学习语言—让孩子实现需要的满足—以需要得到满足的结果强化孩子对语言功能的理解。如此循环往复，日积月累。

脱离应用，追求单纯的形式训练，那就背离了语言的本质功能。语言是传递信息和情感的工具，是连接不同个体的桥梁，实现这一功能是语言的生命，才是"活"的语言。在日常训练中，要想方设法通过各种形象的、具体的交往活动，让孩子领会语言"活"的灵魂。

语言能力是先天和后天两个因素共同作用的结果，它的确具有后天可塑性，它是在交往中发展的，想方设法丰富孩子语言运用的经验，对于孤独症儿童来说尤其重要。语言教育应贯穿康复过程的始终，根据孩子的不同程度，在孩子语言发展的不同阶段，侧重点可以不同；语言教育应渗透方方面面，也就是说，在各种内容的训练中，都应该有意识地融入语言教育。语言训练除了集中、强化的课程训练之外，生活中的训练要占主导地位。

○ 矫正与发展并行

儿童口头语言发展的敏感期是在学龄前，因此，儿童语言能力的培养是学前教育的重中之重。孤独症儿童语言能力的发展规律和正常儿童有相似之处，早期的语言水平对孩子的语言发展有着至关重要的影响。早期语言发展较好的孩子，以后语言表达也会比较好；早期语言能力很差的孩子，以后语言发展也不会太好。

参照普通儿童语言发展规律，结合孤独症儿童的特点，对于学前典型孤独症儿童的语言训练提出以下参考目标。

1. 激发孩子的语言动机

（1）知道语言的沟通作用，在孩子有需求的时候，能够用语言向成人提出请求。

（2）把自己做过的事情、感兴趣的事情主动告知别人，懂得运用语言和别人分享。

（3）知道通过语言表达获得别人的赞扬，从而满足自己的心理需要。

2. 倾听能力训练目标

(1) 能听懂别人讲话的字面意思。

(2) 能理解别人典型的表情语言。

(3) 能听懂别人的日常简单提问。听懂"是什么""怎么样"等提问。

(4) 能听懂常用的名词、动词、形容词、代词、量词、副词等。

(5) 能听懂简单句。能听懂句子中的状语、定语等修饰成分。

(6) 能听懂并列、选择、条件、因果等复句。

(7) 能够听完三句以上的连贯性讲述。

3. 表达能力培养目标

(1) 吐字发音基本清楚，语音、语调、语速别人能基本听清。

(2) 能够说出常见物品的名称和用处。

(3) 能够用简单的词、句表达自己的感觉。

(4) 能够用简单的句子表达自己对成人帮助的需求。

(5) 能回答别人的简单提问。

(6) 能够对成人进行简单提问。例如，提问"是什么""怎么样"等。

(7) 能够给别人背诵简短的儿歌、诗歌。

(8) 能够用两三个简单句讲述自己做了什么，见过什么。

(9) 词汇的使用：

● 会在句子中使用常用的名词、动词、形容词。

● 在与人对话时会正确使用"你""我""他"三个人称代词。

● 在表达事物数量的时候会使用常用量词。

(10) 句子的使用：

● 在简单句中，主语、谓语、宾语的使用基本通顺。

● 会在简单句中使用常见的形容词，对表达的内容进行修饰。

● 会使用状语、定语对表述的动作和对象进行简单的限定。

● 会使用简单的并列复句、选择复句、条件复句、因果复句。

● 能够用不同的句子表达同一个意思。

- 能够连续用三四个句子叙述一件事情。
- 在成人的提示下，能简单地讲述一张图画中都有什么内容。
- 在成人的提示下，能讲述一个十句左右的简短故事。

4. 交流习惯培养目标

（1）能够及时回应别人的呼叫。

（2）听别人说话时能够遵守眼睛注视对方的交流规则。

（3）懂得别人向自己提问后应做出回答的交流规则。

（4）形成用语言来表示需求的习惯。

纠正孤独症儿童特异语言现象的思路和方案，也可以说是针对孤独症儿童的语言进行的"补短"和"矫正"。语言教育应该"两条腿走路"，也就是说，"矫正"和"发展"并行，在矫正中发展，在发展中矫正。在我们着力解决孩子语言发展滞后性和独特性问题的同时，也需要按照正常儿童语言发展的规律，对孩子进行语言教育。

实践证明，一部分孤独症儿童经过科学的语言教育，最终，一方面他们会保留自己的"语言特点"，另一方面，他们的语言也可以向着越来越社会化的方向迈进。我们欣喜地看到，荆棘上面也会开花，只不过他们的语言有着自己独特的颜色而已。

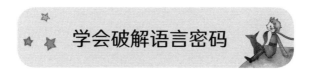

学会破解语言密码

语言训练从哪里起步呢？先学会倾听别人讲话，学会破解别人的语言密码，这是孩子语言编码的前提。

听为说之先

通常情况下，语言交流可以表现为下列过程：

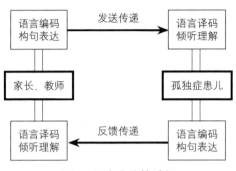

图1　语言交流的过程

这个过程表明，任何言语交流同时存在发话人和受话人。发话人将自己想表达的信息、情感（原始信息）经过合理编码后，通过自己的发音器官发送出去，经过物质媒介（空气、电波）的传递，使得接收人接收到语音，并将其还原为发话人原来的语言意义，这就好比译码，然后做出应答性反馈，这样就完成了一个互相交流的过程。

由此看出，语言能力表现在以下两个方面：

第一，作为受话人，孩子的语言能力表现为对发话人语言的正确理解能力，即解码能力。正确理解是正确反馈的前提，"听"是"说"的前提。

第二，作为发话人，孩子用语言传递信息、表达情感，即正确的编码能力，也就是我们所说的表达能力。

对孤独症儿童语言障碍的理解，如果局限于说话是不准确的。孤独症孩子的语言障碍，其含义更为广泛。

1. 作为倾听者，由于孤独症儿童对人际交流不关注，又由于注意力缺陷，造成他们有意识地专注倾听的习惯和能力都有问题。

2. 由于认知发展障碍，他们不能正确理解说话人的语义，语言译码有障碍。

结论：

第一，口头语言能力分为编码能力和解码能力，即"听"和"说"两个方面。

第二，编码的难度大于解码的难度，即"说明白"比"听明白"难度大得多。

第三，先学会解码，后学会编码；先会听，后会说。

第四，丰富解码经验有利于促进编码的发展，听懂得越多，表达才能越好。

○ 倾听能力训练举例

孩子确诊以后，大多数情况下医生会给出这样的建议："回家多和孩子说话。"毫无疑问，这是一个正确的教育建议，但是，和孩子说什么、怎样说，却让很多家长感到困惑。还有的家长觉得自己说得口干舌燥，孩子并没有回应，也就不再坚持和孩子说话了。倾听能力训练到底应该怎样做呢？

和孩子说什么

训练目标：丰富孩子的听觉刺激，提高孩子的语言理解能力。

训练过程：

第一步①：成人向孩子叙说可直观感知的具体的事物名称（"是什么""做什么""有什么"等）。

第二步：成人向孩子叙说可直观感知的事物的外部特征、功能、用处（"怎么样""怎么了"）。

第三步：成人向孩子叙说不可直观感知的事物之间的关系和联系（"为什么"）。

第四步：对于语言理解能力较好的孩子，成人可以向他们叙说人物关系和人物内心情感。

---

① 书中所有训练方案都有执行步骤。"第一步、第二步……"表示训练中的前后顺序；"第一、第二……"表示训练中的不同方面，不具有前后顺序性。

提示与解析:

1. 注意要点:

● 大人应着重在日常生活、社会活动中寻找和孩子说的内容。

● 大人要根据孩子的心理年龄和理解程度,选择说话的难度。

● 边做、边看、边说更有利于孩子对语言的理解。

● 先说具体内容,后说抽象概括的内容。

● 提升倾听能力,需要对孩子高频次讲话,也就是高频次输出,且需要足够的时间积累。

2. 理解能力低、程度重的典型孤独症儿童,倾听的重点是感知过的、具体的生活内容;程度轻、高功能的孩子,必须引导他们理解事物之间的深层关系,不要仅仅局限于"这是什么"。

3. 成人和孩子说的内容包括物品、事件、变化过程、自然及社会现象、人物心理活动等,凡是社会生活中涉及的,都可以、都需要和孩子说。

和孩子怎样说

训练目标:让孩子由易到难,逐步接受成人的说话方式,理解语言的内容。

训练过程:

第一,成人讲述,自问自答,不要求孩子回应,孩子被动地听。

第二,用放大的声音和夸张的语气对孩子说话,需要的时候用"童化"语言,但是,要及时消退,不可以长期使用。

第三,需要孩子听懂的语言必须有意放慢速度说,并且适当重复。

第四,按照从单词到简单句到复句再到篇的顺序,逐渐增加难度。

第五,语言训练要和情景联系,要有形象的支撑。

第六,从随机训练听力,逐渐过渡到有意识地听力训练——按照要求听。

第七,听的时间逐渐延长。

第八，听连贯性讲述，听完整的故事。

提示与解析：

1. 成人对孩子说话要尽可能带有丰富、夸张的感情色彩，让孩子感觉到。

2. 从"孩子看见什么我就说什么"开始，说的内容是孩子直接感受到、感知过的事物，防止"我想说什么孩子就听什么""我想教什么孩子就学什么"。从"孩子看见什么我就说什么"，到"我说什么，孩子听什么"，先有成人配合孩子，再到孩子配合成人。

3. 不要因为孩子没有应答反应，认为其听不懂，就不说了，听力训练要有足够量的积累。

4. 和孤独症孩子说话，要简洁、干脆，希望让孩子听懂什么，就直接用简短的句子说出来，重点词语要重复、要突出，避免啰唆、冗长，如果将需要孩子听懂的话淹没在一长串句子中，孩子会无法辨别、无法区分。特别是对理解能力有限的孩子，尤其要注意这点。

5. 检验孩子听力的方法是：发出指令，看孩子对指令的反应。很多孤独症儿童当时并没有表示出是否听懂，但是，往往他们会在以后的时间里表现出对听过的材料的反馈，这就说明，虽然当时孩子对听到的内容好像没有反应，并不表明孩子没有听见，也不等于没有听懂。

6. 让孩子逐渐由被动地听发展到主动地听，即一边听一边回答问题（生活情景叙述和故事）。

怎么教孩子听完一段话

训练目标：训练孩子连贯倾听能力。

训练过程：

第一步：给孩子发出两个或者两个以上连续的指令，让孩子按照指令的顺序执行。

第二步：给孩子描述一个物体的若干特征，让孩子听完以后，找到符合特征的物品。

第三步：给孩子描述生活中发生过的、孩子自己参与和感知的具有前后顺序的过程。

第四步：给孩子讲述生活中发生的具有时间、地点、人物、过程的完整事件，即生活中的真实"故事"。

提示与解析：

1. 连贯性倾听能力就是连续听三句以上的句群。连贯性倾听需要相对较好的注意力，学前儿童的连贯性倾听能力训练，可以给孩子入学以后的课堂听讲打下基础，也为连贯性讲述打下基础。

2. 听故事是典型的连贯性听讲，但是连贯性听讲训练，突破点不是从听故事开始的，而是从叙述现实生活事件开始的。

3. "连贯"长度要从易到难，连贯性倾听过程不能维持的时候，需要第三者辅助或者讲话人中途提醒，维持孩子的注意力。

4. 培养连贯性听，要让孩子理解连贯性听讲中断的后果，也就是说，让孩子明白如果没有听完，对自己意味着什么。这个后果一定是孩子能够理解和承担的。

5. 讲述中间需要提问检查孩子听的效果，并且需要反复数遍。重要的内容需要突出。

6. 成人和孩子说一段话时，要让孩子感觉到有条理。

怎样教孩子听故事

训练目标：训练孩子倾听简短的故事。

训练过程：

第一步：选择适合孩子的故事教材。要求故事画册（绘本等）形象生动、色彩鲜艳，故事情节简单，篇幅短小。

第二步：选择的故事内容应该是可以让孩子感知的，或者通过动作、道具、情景、语言解释，孩子可以理解的内容。

第三步：给孩子讲故事之前，先扫除故事中的难点，比如词语难点、故事中涉及的知识难点等。

第四步：看图给孩子连贯性讲述故事。

提示与解析：

1. 听故事对很多孤独症儿童来说是一件难事，他们不喜欢听故事的原因是：故事说的是事情的发展变化，包含了事与事的关系、人与人的关系。"关系"是内隐的，他们只对孤立的事物感兴趣，只对事物的外显特征感兴趣，只对事物的某一细节感兴趣。看一本故事画册时，他们常常只注意大灰狼的尾巴、小白兔的耳朵，而不去关注大灰狼和小白兔的关系。只有当孩子开始理解事物之间的联系时，听故事才成为可能。

2. 欣赏故事是一种由语言符号引发的头脑中各种具体形象的想象过程，语言是第二信号系统，孩子头脑中的事物的形象和切身体验是第一信号系统，孤独症儿童的第二信号系统不发达，特别是两种信号系统没有建立良好的联系，故事的语言不能引起孩子相应的想象，那么，听故事在他们的感受中仅仅是一串串干巴巴的声音而已，所以，孩子听故事有一定的困难。

3. 听故事要具备的条件：

● 孩子要对事物的联系感兴趣，想知道"后来怎么样了"。

● 故事要有形象的支撑，故事中的事物必须与孩子生活中的感性认识相联系，否则故事就成了"天书"。

● 故事涉及的词汇、语法必须是孩子能听懂的，不但要求他能听懂单句，还要听懂复句。如果有字词和句法上的困难，必然给孩子听故事造成障碍。

● 听故事还受到篇幅长短、人物多少、时间、空间、故事线索的复杂程度等因素的影响。

4. 在要求孩子听故事之前，和孩子说说他做过的事，和孩子说说他看到的事，和孩子说说他听过的事，和孩子说说他思考的事。听故事有困难的情况下，必须先做好这个基础环节。

尽早攻克语言障碍

如何应对孤独症儿童特有的语言障碍？以下是攻克自言自语、重复提问、鹦鹉学舌、代词混乱、语调异常、构句刻板、被动语言等孤独症儿童特殊语言障碍的训练方案举例。

○ 孤独症儿童怎样编码

听力训练主要是训练孩子有选择地接收和解译语音的能力，说话主要训练孩子主动编码的能力。

"语音"是语言的物质载体，"语义"是语言的内容。一个不会张口说话的孩子，如果经过检验，孩子能听明白，且能正确反应，说明他的语音接收和语义理解都没有问题，问题出在自主发音上。如果这样的孩子直到七八岁的时候，一直生活在正常的语言环境中，刺激强度又足够，还是不会说话，应该判断存在"发音生理"障碍，用教育手段使其开口说话，恐怕很难奏效。这个时候与其花费很大的气力教发音，不如在语言能力的其他方面下功夫更具有实际意义。对于这类患儿来说，其主动语言的发送方式也许不是有声语言。让孩子理解他人的语言意义，是他们更重要的语言训练方向。再者，教他们使用书面语言，或许对口头语言的缺失可以起到一定的补偿作用。

只有一部分孩子有先天发音障碍，但是多数孤独症儿童却正好相反，他们发音正常却不能实现交流，由此可见，孤独症儿童的语言障碍更多的是语义障碍，是自主编码障碍。他们发出的声音可能是清晰的，但不能用所发的声音实现交流的目的，语言难具有人际交流的功能。

孤独症儿童的编码障碍，主要表现在以下几方面：

第一，语音障碍——语音、语调、语速的明显异常。

第二，自言自语——没有沟通意义地自主发音，很多孩子自己无意识。

第三，语句呆板——句式单一，词汇简单，重复语言，鹦鹉学舌。

第四，被动应答——严重缺乏主动语言。

第五，内容浅表——不会表达内心感受，口头语言书面化。

第六，自我中心——不考虑听话人的需求，自己想说什么就说什么。

第七，脱离语境——不能做到语言和环境恰当地结合。

第八，其他困难——在代词使用、问句理解、连贯讲述、主题谈话等方面存在特殊困难。

○ 主动语言训练方案

基本原则

第一，启动说话的动机——让孩子想说，知道为什么要说。

利用或者创设需要，让孩子处于"非说不可"的地步。让孩子知道语言是干什么用的。

人的需要层次由低级到高级依次为生理需要、安全需要、归属和爱的需要、尊重的需要和自我实现的需要。由于孤独症孩子自我意识障碍和情感障碍，他们的需要长期处于低层次。然而，生理需要和安全需要是推动力最大的，是最原始的需要，所以孩子有生理需要的时候，就是学习语言的最好时机。

孩子通过语言运用，使需要得到了满足，使问题得到了解决，反复让孩子理解使用语言和满足需要之间的关系，促进孩子在有需要时主动使用语言，主动表达。

第二，教会说话的方法——让孩子知道怎么说。

语言可以被看成一种独特的行为，训练过程中需要按照"动机、情景、指令、示范、辅助、强化、总结"的回合进行教学操作，将行为矫正的原则和方法用在语言训练中。

创设语言学习环境，即给孩子创设必须说话的问题情景，家长要主动让孩子反复理解语言和满足需要之间的关系，反复强化孩子对语言使用的意义的理解。

让孩子先学会主动表达对具体物质的需要，再学会表达内在的情感需要。情感需要是高级需要。

怎样训练主动提问

训练目标：训练孩子主动向别人提问，主动表述自己的需要。

训练过程：

第一步：让孩子理解提问（请求）的意义。在生活情景中，成人作为交往的主角，让孩子观摩交往过程。通过以下步骤完成：

- 设置问题情景；
- 成人示范提问（请求）；
- 根据对方对提问的回答，解决问题；
- 对孩子强化理解提问的意义。

第二步：在生活情景中，成人辅助孩子提问（请求）和解决问题。通过以下步骤完成：

- 设置问题情景；
- 成人用句子示范的方法辅助孩子提问（请求）；
- 根据对方的回答，解决问题；
- 解决问题后，对孩子强化理解提问的意义。

第三步：创设问题情景，让孩子独立完成提问（请求）。通过以下步骤完成：

- 出现问题情景；
- 要求孩子主动提问（请求）；
- 提示孩子按照获得的答案解决问题；
- 问题得到解决后，反复强化理解提问的意义。

第四步：和孩子换位，成人向孩子提出问题或者请求。问题必须是孩子能回答的、提问者不知道的信息。切忌将"请求"变成命令。

提示与解析：

1. 提问和请求时，孩子必须是发话人，所以这是训练主动语言的最好方式。

2. 提问情景可以是自然的，也可以是有意设置的，但必须是真实并符合生活逻辑的，切忌"明知故问"。

3. 所提问题必须是具体的、真实的，并且和解决问题直接关联的问题。

4. 物质性需求的提问在先，求知性提问在后。

怎样训练正确应答

训练目标：学会对呼叫的正确反应。

训练过程：

第一步：在恰当的问题情景中呼叫孩子的名字。

第二步：辅助孩子做出应答，直到孩子能够理解呼叫的意义，实现独立应答后，撤销辅助。

第三步：呼叫后对孩子发出指令。

第四步：辅助孩子完成指令，直到孩子能够独立做出正确反应后，撤销辅助。

第五步：完成以后给予表扬，强化孩子对应答的正确理解。直到正确应答巩固以后，撤销表扬。

提示与解析：

1. 应答表明对呼叫人的回应。一般呼叫是有目的的，要让孩子理解呼叫的目的。呼叫最直接的目的是引起对方注意，对呼叫的反应最一般的方式是应答，表明"我注意你了"。引起注意的目的是需要继续进行有实际意义的信息传递，所以，在有信息传递需要的时候进行呼叫，才是正确的，大人不要为了呼叫而呼叫，孩子也不是为了应答而应答。

2. 完成"呼叫—应答"训练，需要第三者辅助。

3. 开始训练时，呼叫以后的指令要和孩子的愉快体验相联系。

4. 在孩子无应答时，不发指令。

5. 呼叫是在孩子不注意的时候才有必要，如果孩子已经注意了，呼叫失去意义。

6. 呼叫的其他意义：

● 对"你在哪里"的呼叫，应答表示"我在这里"。孤独症孩子自我中心化，不能理解这层呼叫的意义，这种"呼叫—应答"训练不宜多。但是，这种训练很有实际意义。

● "我喜欢你"属于情感交流，这样的呼叫可以不应答。这种呼叫会混淆孩子对"呼叫—应答"的理解。

7. 对呼叫的回应方式包括语言回应、动作回应、表情回应。需要依次学习，避免刻板，在孩子无法判断合适的方式时，先要求语言应答。

8. 语言回应和表情回应同时训练。表情回应可以单独使用，表情主要是对视。注视表示注意，它是主要的态势语言，注视是交流的需要，必须在交流中训练注视，在注视中训练交流。

怎样训练转述

训练目标：训练孩子向他人转述自己的经历和见闻。

训练过程：

第一步：训练孩子对物品特征的转述。使用物体训练孩子学会从空间的角度理解换位，让孩子明白同一个事物可以从不同的角度看，不同的角度看到的结果是不同的。

第二步：训练孩子对事件过程的转述。让孩子理解在事件现场的当事人才能知道事件的过程、内容，理解向现场以外的非当事人转述事件的必要性。

第三步：训练孩子叙说自己的主观感觉和内心感受。学会让别人分享自己的感受，懂得只有将自己的感受告诉别人，别人才会知道。

第四步：训练孩子转述他人的口头语言。

提示与解析：

1.转述就是将自己的经历、见闻告诉不在场的其他人，或者是将他人的要求向第三者转达。完成转述，必须具备一个心理前提，即摆脱自我中心化。这对孤独症儿童来说，是一个难点。他们往往以为"我知道的别人也知道"，转述首先就要明白"我知道，对方不知道，我告诉他以后，他才会知道"。

2.摆脱"自我中心"就是要让孩子学会站在他人的角度看问题，思考问题，站在他人的角度体验他人的情感。例如，"我"在房间里看到的东西，房间外面的人是不知道的。学会站在他人的角度进行语言转述，不仅仅是语言问题，其深层的意义是让孩子的思维方式尽快摆脱自我中心化。

3.在生活中设计训练情景，使转述成为解决问题的必要环节，让孩子理解"如果转述不成功，问题就无法解决"，启发孩子理解转述的作用。

4.训练转述前必须先对孩子提出具体的注意目标，比如"注意老师说明天几点钟到学校"，然后让孩子转述，这是必要的过渡。孩子不能完成时需要两端人员的同时辅助。

5.开始训练孩子转述，需要经过"明知故问"的转述过程。

6.训练转述要从提问开始，即从问答式转述开始，提问单一因素，然后连续提问两个、多个因素。问答式转述是连贯性转述的前提。

7.训练孩子连贯性转述时，要给孩子转述建立一个顺序，比如时间顺序。

怎样训练孩子告状

训练目标：训练孩子向监管人告知他人对自己的侵害行为。

训练过程：

第一步：先培养孩子和老师沟通的习惯，培养对老师的亲近感，知道老师是可以帮助自己的，遇到问题可以向老师请求帮助，建立对老师的信任。

第二步：平时创造和老师沟通的机会，并获得练习，消除孩子沟通的胆怯心理。

第三步：请老师多关注孩子请求沟通的表情特征和行为特征，一旦孩子表现出沟通信号时，教师要做出积极的回应。

第四步：让孩子学会识别侵害。

第五步：侵害发生以后，孩子会主动向老师告状，学会表述"谁，做了什么"。

提示与解析：

1. 告状是孩子自我保护的手段，实现告状的基本条件有：第一，识别侵害；第二，用语言描述侵害行为过程。侵害识别与孩子的社会认知能力有关，用语言描述是语言表达能力问题。

2. 识别伤害是一个难点。当孩子开始告状的时候，不管告的内容是否恰当，都要鼓励。

3. 学会告状的难点是孩子自己要有告状的意识，并需要将自己的遭遇用有序的语言说出来，真实情景中的告状难度很大，需要家长以提示的方法辅助孩子叙述出"告状"的内容。

4. 孩子告状需要有情绪因素，这是告状的内驱力，没有告状的动机，就不能有告状的行为。孩子告状后，家长和教师要及时帮助孩子解决问题，让孩子感受到告状的作用，从而强化告状的行为。

怎样训练使用人称代词

训练目标：训练孩子正确使用人称代词。

训练过程：

第一，成人在和孩子说话的时候，不要用"爸爸""妈妈"等名词自称，要主动给孩子做出使用人称代词的示范。

第二，爸爸妈妈和孩子一起做练习代词的情景训练，妈妈指着自己的眼睛说："这是我的眼睛。"爸爸指着自己的眼睛说："这是我的眼睛。"然后启发孩子一边指自己的眼睛一边说出"我"这个代词。

第三，孩子表达自己需求的时候，成人要用提示的方法启发引导孩子使用"我"，例如说："我要喝水。""我要气球。"

第四，爸爸妈妈和孩子一起做情景训练。例如，妈妈从果盘里拿出一个鸭梨，同时向孩子示范说："我要一个鸭梨。"爸爸从果盘里拿出一个苹果，同时向孩子示范说："我要一个苹果。"让孩子也从果盘里拿出一个水果，辅助孩子模仿父母说出"我要×××"的句子。让孩子理解"我"这个代词既不固定指爸爸，又不固定指妈妈，也不固定指孩子，而是指发出动作和语言一方的自称，理解"我"这个代词的概括性。

第五，教孩子说"这是我的××"。三人以上自取物品，分别说"这是我的××"，同步应有相应的动作。

第六，爸爸妈妈和孩子一起，进行伴随语言交流的互动活动，成人要把"你"这个词的概括性和相对性通过互动的实际情景让孩子明白。例如，妈妈拿出一个鸭梨，把鸭梨递给孩子，同时对孩子说："给你一个鸭梨。"再拿出一根香蕉给爸爸，同时对爸爸说："给你一根香蕉。"爸爸和妈妈换位，爸爸作为"我"，重复妈妈上面的动作和语言。

第七，爸爸辅助孩子将苹果递给妈妈，同时说："给你一个苹果。"然后，妈妈辅助孩子将鸭梨递给爸爸，同时说："给你一个鸭梨。"

第八，妈妈问孩子："你有什么？"让孩子回答："我有××。"妈妈再问爸爸："你有什么？"爸爸问答："我有××。"然后爸爸问妈妈："你有什么？"妈妈回答："我有××。"

第九，妈妈有一个苹果，孩子有一根香蕉，妈妈问孩子："谁有一根香蕉？"让孩子回答："我有一根香蕉。"妈妈问孩子："谁有一个苹果？"爸爸辅助孩子回答："你有一个苹果。"

第十，父母和孩子三人，一人发问："谁吃苹果？"爸爸示范说：

"我吃苹果。"妈妈问孩子："你吃什么？"启发孩子说："我吃苹果。"

第十一，父母和孩子三人一起练习"他"这个代词。妈妈和孩子对视，进行互动，妈妈对孩子说："给你一个苹果。"让孩子看着自己指向爸爸的手势："给他一个鸭梨。"让孩子把鸭梨递给爸爸。

第十二，妈妈和爸爸互换角色。

第十三，妈妈领着孩子在街上散步，随机让孩子顺着自己的手势看某一个人，同时告诉孩子："他在骑车。""他是警察。""他的衣服是红色的。"用不同的指代对象反复让孩子理解"他"。

提示与解析：

1. 人称代词具有概括性，人称代词并不是专门指某个固定的人，其指代具有不确定性，所以教起来有一定的难度。有意识地变换人物和交际场所，才能使孩子理解代词的抽象性特点，固定的交往对象和交际场合不利于孩子学习代词。

2. 代词要在人物关系的情景中教，并且需要动作和语言的配合。最好先教会一个，巩固了以后再教下一个。

3. 教代词的时候，句子要简练，代词要在句子中强调出来，放慢速度，提高声音。

怎样训练连贯性讲述

训练目标：训练孩子连贯地讲述事件过程。

训练过程：

第一步：和孩子一起活动，在活动之前明确告诉孩子要记住的细节，如去商店买东西，要求孩子记住如何去的（坐公共汽车、骑自行车、乘出租车还是步行），或在路上看到了什么，路上有什么事情发生，到商店里先买的什么、后买的什么（开始可以只要求他注意一个方面），出发前告诉孩子，回来以后要向其他家人报告。

第二步：成人在带领孩子活动的过程中，自始至终要伴随语言，特别是出发前要求他关注的事情，在事情发生过程中要特别指导孩子进行观察，并反复给孩子现场讲解，让孩子记住。

第三步：事过以后，引导孩子将刚刚经历的事件过程讲给其他人听。听孩子讲述的人态度要认真，在孩子讲述中断时，给予语言提示，让孩子感觉到对方需要知道自己的活动过程。

提示与解析：

1. 连贯性讲述是在没有提示的情况下，连续讲三个以上有联系的句子。讲故事就是连贯性讲述。

2. 连贯性讲述训练的突破点不是从故事开始，而是从孩子对现实生活事件的讲述开始的。孩子一般对感知过的事物比较有兴趣，印象也深刻。让孩子说说他看过、听过、做过的事情，就是连贯性讲述训练。

3. 孩子不能主动连贯性讲述的时候，成人可以提示，或者和成人一起合作讲述，然后让孩子逐渐向独立的连贯性讲述过渡。开始的起点要容易，从其中一个细节说起。

4. 听孩子讲述的人要表现出兴趣，让孩子明白自己讲述的价值。

5. 进行连贯性讲述时可以描述一个物体的样子，可以讲述事件过程，讲述一个理由，讲述一个简短故事，等等。

怎样改变单一的刻板句式

训练目标：训练孩子说话的灵活性。

训练过程：

第一步：让孩子学会使用同义词，在表达同一意思时，可用另一个同义词替换。

第二步：训练孩子替换句子成分。比如场所替换、人物替换、动词替换等。

第三步：逐渐增加句子成分。

第四步：让孩子练习用不同的句式表达同一意思，进行句型转换训练。比如"把"字句和"被"字句的转换。

提示与解析：

1.孤独症孩子说出的句子刻板、单调，改变这种现象需要成人有意识地采用上述方法进行长期的训练。

2.成人日常语言要注意丰富多彩。大龄孩子可以观摩他人说话的内容和形式。

3.可以用游戏或者比赛的方式强化训练。

怎样改变刻板的语调

训练目标：纠正孩子不正确的语调、语速。

训练过程：

第一步：给孩子提供正确语调、语速的语句示范。

第二步：在孩子语调、速度不正常时，听孩子说话的人可以要求孩子重新说。

第三步：在孩子有改进以后，马上给予回应、表扬。

第四步：让孩子在生活中使用语言去完成交往任务，在因为孩子的语音、语调造成交往对方的听力障碍时，对孩子进行示范、提醒、辅助孩子完成交往任务。

第五步：强化孩子理解语调、语速对实现交往目的的影响。

提示与解析：

1.大龄孩子可以将自己的声音录下来后播放给自己听，让孩子自己发现问题。

2.可以通过电视、广播学习正常的语调、语速。

3.练习朗读有角色的故事，模拟他人说话。

4.在孩子没有说话的积极性的时候，鼓励其说话是主要的，纠正语音是次要的，不可本末倒置。

5.语调、语速异常的先天因素很明显，纠正以后可以有一定程度的改善，但是很难完全纠正，这需要我们的理解和宽容。

怎样训练连续对话

训练目标：训练孩子能够进行多回合对话。

训练过程：

第一步：成人向孩子连续提问，孩子连续回答。

第二步：和孩子互换角色。让孩子连续提问，成人连续回答。

第三步：确定一个谈话主题，成人与孩子轮流提问，轮流回答，让孩子按照主题完成对话。

第四步：创设一个具体的交往活动情景，让孩子练习协商性沟通。

提示与解析：

1. 多回合对话语言比独白语言、单一回合对话具有更高的要求，需要孩子根据对方的反馈调整自己的语言，要求孩子有较长时间的注意力集中，有一个连贯的思维过程，这是语言训练中的一大难点。

2. 对话训练中的提问不允许明知故问。

3. 让孩子先会按照对方的要求回答问题，再训练孩子主动提问。让孩子提问时，开始可以事先设计好问题。

怎样减少自言自语

训练目标：减少孩子的自言自语。

训练过程：

第一步：区分自言自语的几种情况。

● 没有具体内容，只有声音，孩子不能意识到自己的发音和内容本身。这是原始状态的自言自语，更接近一种异常行为，大多数发生在孩子无事可做的时候。

● 语句虽然有具体内容，但是，是一种特点场合或者特定情绪下的机械性重复。

● 有具体内容，孩子知道自己在说什么。这是孩子思维活动的外化。

第二步：针对不同情况，采取不同的应对办法。

● 减少孩子独处时间，用有意义的活动替代孩子的自言自语，孩子自言自语的情况会逐渐减少，甚至消失。

● 如果自言自语是孩子对场合、情景、感受的不当反应，应该告诉孩子正确的反应方式，告诉孩子使用正确的语言表达。

● 如果孩子的思维过程还没有实现内化，需要等待，需要促进孩子心理思维能力的提高。

提示与解析：

1. 自言自语是孤独症语言的一个特点，自言自语无交际功能，不是真正意义上的语言。自言自语无受话对象，孩子也不需要别人做出反应，其实，自言自语时孩子处于一种封闭状态。

2. 在有些孤独症儿童身上，还可以看到一种高级水平的自言自语，孩子自己可以连贯性地讲述自己经历的事情，或者讲述自己想象的情景。这种语言和现实情景没有关系，孩子也不需要别人回答。成人可以利用这种自言自语，和孩子对话，一方面可以发展孩子连贯性讲述能力，一方面可以发展孩子的想象力。

怎样减少重复性语言

训练目标：减少孩子的重复性语言。

训练过程：

第一步：区分重复性语言的三种具体情况。

● 在自己知道答案以后重复提问。

● 在对方已经知道以后重复表述。

● 在得到答复以后重复请求。

第二步：针对三种不同情况，采取不同的办法纠正。

第一，纠正明知故问式的重复提问。

● 孩子第一次提问时，成人正式回答孩子的问题，并立刻反过来提问孩子同一个问题，让孩子说出答案。

● 孩子知道答案后再次重复提问时，明确地告诉孩子："我已经回答过了，不喜欢再次回答。"

● 在孩子即将重复提问前，可以先反问孩子，让孩子说出答案。

第二，纠正在对方已经知道后重复表述。

● 认真倾听孩子的第一次表述，听完以后明确告诉孩子"我已经知道了"。

● 在孩子重复请求之前，提前对孩子表述他的请求，得到孩子的确认。

● 孩子再次重复表述时告诉孩子："这件事我已经知道了，请你告诉我另一件事。"转移孩子对事物的关注点。

第三，纠正在得到答复以后重复请求。

● 在孩子第一次表述请求以后，复述孩子请求的内容，郑重告诉孩子"我已经知道了"，并及时解决孩子所请求的问题。

● 在孩子重复请求之前，提前对孩子表述他自己要请求的内容，得到孩子的确认，让孩子放心，告诉孩子兑现其请求的计划。

● 在孩子再次请求此问题的时候，可以提出批评。

提示与解析：

1. 纠正重复提问的关键是让孩子理解提问的意义：提问是为了了解不知道的事情，不是重复已经知道的事情，这是解决重复提问的根本办法。

2. 教学中成人自己不要明知故问，避免误导孩子。

3. 在孩子重复表述时，不要用生硬的态度打击孩子，不要简单命令"别说了"，而是告诉他应该说什么。

4. 对他人表述的目的是告诉对方一个未知的信息，让孩子理解这点是纠正重复表述的关键。要让孩子明白人们只对未知的信息感兴趣。

5. 重复请求表明孩子心理焦虑，减少焦虑是减少重复请求的根本办法。答应孩子的请求一定要及时兑现，以免造成孩子因为焦虑而重复请求。如果不能及时兑现，告诉孩子理由，并给出兑现的计划。

怎样训练表达感觉

训练目标：训练孩子学习表达主观感觉。

训练过程：

第一步：训练孩子表达感觉。

● 成人在自己的感觉发生的时候，以夸张的语气和表情让孩子感觉到成人的感觉。

● 孩子产生一种感觉时，成人告诉孩子表示相应感觉的词语。

● 在会表达"什么样的感觉"的基础上，学习表达感觉的程度。

● 先学会表达感觉的词语，再学习表达感觉的句子。

第二步：训练孩子用语言表达感情。

● 让孩子观察他人的表情、动作等，再把相应的词语、句子教给孩子。教会孩子识别不同的情绪，并给孩子表达不同情绪的词语。

● 在孩子处于某种情绪状态时，及时告知孩子相应情绪对应的词语。

● 在此基础上，学会表达情绪的句子。

提示与解析：

1. 孤独症孩子的生理感觉和心理感觉都有异常，在感觉、情绪表达的训练上，要尊重孩子的特点。

2. 不可以离开感觉而单纯教表示感觉的词语。

3. 开始的时候教反差比较大的感觉，然后区分近似的感觉。

4. 心理体验的外化是表情、动作和语言。丰富孩子的心理体验是语言表达的前提。

5. 不要脱离情绪体验而单纯教孩子表示情绪的词语。

6. 开始的时候教反差比较大的情绪，然后区分近似的情绪。

学习常用量词

训练目标：学习生活中的常用量词。

训练过程：

1. 准备

认识一般的生活用品、动物、植物等。

2. 活动过程

第一步：寻找外形特征典型的事物，告诉孩子正确的量词，比如一条毛巾、一条裤子、一条蛇、一条鱼等。

第二步：变化物品和对应的量词，比如告诉孩子"一把椅子""一个苹果""一张纸"……让孩子理解虽然不同的物品数量相同，但是对应的量词发生了变化。

第三步：让孩子理解，物品不变，数量变化，但是量词不会发生变化，比如两条毛巾、两条裤子等。

第四步：在生活中应用量词，在指称具体事物时有意识地使用量词。

第五步：给孩子一个固定的量词，让孩子搭配尽可能多的词语。

提示与解析：

1. 量词和名词的搭配规律不需要给孩子讲解，主要是用举例子的方法，一定数量的感知和练习以后，孩子可以自己概括出量词的使用方法。

2. 当孩子能正确使用常用量词以后，强化性训练要及时消退，以免形成孩子的刻板化印象。

3. 量词的学习先从典型的学起，理解并用对以后，再向外扩展和延伸。比如，"条"一般指形状为条状的物品，延伸应用为一条马路、一条新闻、一条命等。

学习唱诵儿歌

训练目标：练习发音，培养语言理解能力。

训练过程：

1. 准备

选择适合孩子理解能力的儿歌。孩子基本能模仿发音。

2．活动过程

第一步：引导孩子注意准备教学的儿歌图画。给孩子讲解图画大意。

第二步：给孩子逐句示范朗读儿歌，让孩子模仿朗读。

第三步：和孩子一起朗读，让孩子连接词或者连接句，比如成人说一句，孩子说一句。

第四步：让孩子独立朗读。

提示与解析：

1．儿歌短小精悍，一般内容涉及儿童生活，通俗易懂，语言优美，韵律感很强，朗朗上口，是孤独症儿童语言学习的形式之一。根据孩子的年龄、程度不同，学习儿歌的目的侧重点可以不同。

● 语音训练：儿歌可以练习发音，也可以练习语调和节奏。

● 理解训练：儿歌包含词汇、语法和具体的教育内容，可以训练孩子对语言规则的理解和对儿歌内容的理解。

● 审美教育：儿歌的韵律使其具有欣赏性，可以配合动作、节拍，让孩子感受律动、感受意境，可以激发孩子的情绪感受，发展孩子的想象力。

2．选择的儿歌长度和内容一定要符合孩子的理解能力和孩子的发音长度。音像材料也是进行儿歌教育较有效的形式。

3．孤独症儿童连贯性听和说都存在困难，唱诵儿歌可以作为连贯性听故事、讲故事的前期准备。儿歌兼有抒情与叙事的特点，具有句式、韵律的规则性，便于孩子连贯性地听和说。

4．教孩子说儿歌的语气、表情和形体都要夸张。

5．不能用音像教材代替和孩子面对面的儿歌教育。

6．将孩子在儿歌中学习的规范应用到生活中，学以致用。

7．避免让孩子沉醉于固定的儿歌，适时更换。

8．儿歌有情节性、情感性，内容往往涉及道德教育，理解儿歌就是在发展孩子的社会情感，理解人际关系。儿歌的教学过程是一个很典型的情感互动过程。利用儿歌让孩子展现自己的才能，以获得公众的赞扬，培养孩子自我肯定的态度，对于孤独症儿童来说，是现实可行的。

学习看图说话

训练目标：培养语言表达能力。

训练过程：

1. 准备

搜集动物、植物等的图片，让孩子了解画面内容。

2. 活动过程

第一步：选出一张图片，让孩子根据画面内容添一个字或词。

第二步：给孩子几张图片，成人说出一个图片内容，让孩子找到相应的图片。

第三步：选出一张图片，让孩子说一句话，包含画面内容。

第四步：选出两张图片，让孩子造句，必须将两个画面有逻辑地进行连接。

提示与解析：

1. 根据画面添加字或者词要先给孩子做出示范。可以添加的词有动词、形容词、数量词、副词，反义词、同义词，等等。

2. 按照画面内容造句，往往一个画面容易，两个就难了。画面之间的相互关联性越近越容易，越远越难。

3. 孩子熟悉一种形式的游戏以后，可以让孩子单纯用词语做相同的游戏，即扩散词语的广度，在生活中寻找孩子熟悉的词做训练。

每个孩子的语言障碍各有不同，因此，孤独症儿童语言训练的一个重要特点就是个性化。本书主要讲述在具体的生活情景中实施康复训练的方法，具体训练情景也是多种多样的，因此，本章中的语言训练方案只是某些训练内容的基本思路和大致实施步骤，没有把每个步骤具体化、细节化，目的是给家长在自己的训练情景中留下因人制宜、灵活掌握的空间。语言能力的训练，需要大家依据此方案提供的基本思路，结合自己和孩子特有的具体情况，再分解为从低级到高级的不同层次的难度。例如，如何训练孤独症儿童学会告状，从不知道告状到建立告状的意识，学会告状的基本过程，再到提高告状的表达技巧。其中"识别侵害"就包括孩子从识别最简单的身体侵害，到识别复杂的心理伤害等，可以从易到难细分。又如，丰富表达形式，增加语言的灵活性，不同程度、不同年龄的孩子可以按照方案提供的思路进行不同内容和不同要求的具体训练。本书其他章节的"训练方案"也是按照这种思路撰写的。

教育教学的一个规律是"教必有法，法无定法"。"教必有法"讲的是在教学方法上必须有章可循、有法可依；"法无定法"讲的是任何一种训练方法都应该依据教育训练对象不同、情景不同，具体情况具体分析，需要教育者的灵活掌握，避免机械照搬，造成程式化、刻板化。希望应用者正确把握"教必有法，法无定法"之间的辩证关系。

第 三 章

> "帮你找到迷失的自我"

——孤独症儿童的自我意识养成

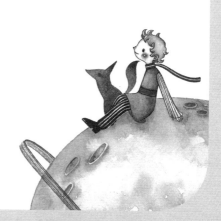

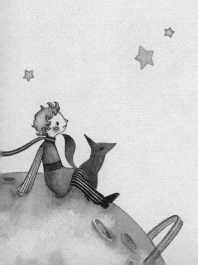

自我意识是孤独症儿童社会性发展的灵魂

只有当孤独症儿童把自己作为认知对象，把自己放在自己和别人的关系中去认知自己、控制自己的时候，他才具有了社会人的灵魂。

○ 丢失了"自我"的孩子

这是一位妈妈的困惑："我的儿子在普通小学读二年级，他有些方面的能力很不错，比如，记忆力特别好，听写生字在全班是比较好的，还有口算、体能也很好。他跑得很快，但是没有竞争意识，优势发挥不出来，运动会的接力赛就是无法参加，因为他根本就不懂得使劲儿跑。怎么才能培养他的输赢意识呢？"

显然，这是一个高功能孤独症儿童。妈妈不解的是，孩子本来跑得很快，为什么就是不能参加比赛呢？其实，很简单，跑得很快，这是体能、技能问题，但不是跑得快就能参加比赛，孩子能够参加比赛，首先他的社会性要够格。

参加比赛有一个重要的前提，那就是将"我自己的跑"和"别人的跑"联系起来。所谓"比赛"，是在人与人的比较中对角色的确认，只要有两个人，通过比赛就能确定第一名和第二名的角色。不把自己放在与别人的比较中，只有自己就无所谓比赛；不是跑得快就能参加比赛，而是懂得"我和别人的比较关系"才能比赛；"比赛"的本质不是别的，它是将人与人关联在一起的社会活动。

不幸的是，孤独症儿童不能将自己放在与别人的关系中思考，他们通常是在不和别人发生关联的时候自己随意地跑，因而，跑的速度再快，仍然不能升级为比赛。认识到自己和别人的关系，在自己与别人的关系中认识"我自己"跑得快还是慢，恰好是孩子自我意识的重要内容。由于"我"的迷失，由于孤独症儿童没有对自我与别人关系的认知，他们看起来拥有一对美丽的翅膀，但就是难以飞上蓝天。

还有许多中度甚至重度的孤独症儿童，他们也会在某些学科、某些技能上表现优异，比如，有的孩子外语无师自通，有的孩子在音乐、绘画上展现出超高的"艺术才能"，作品本身的水准之高，甚至可以让普通人瞠目结舌。但是，他们从来不会在自己的作品与别人作品的比较中去认识自己，甚至一个捧着世界比赛奖杯的成年孤独症患者，也不懂这个奖杯的内在意义。

同样是参加钢琴比赛，一个普通儿童和一个孤独症儿童取得了同样优异的成绩。看似两个相同的成绩，哪里不相同呢？普通儿童知道"我"的优秀来自"我"和别人的比较，在比较中"我"是优秀的，而孤独症儿童对自己的"优秀"经常是不自知的，很多孩子常常仅仅是"被优秀"了而已——这就是他们的差异。一个孤独症儿童和一个普通儿童比，在作品上、在行为上、在其他任何方面，无论他们之间有多少相同之处，但是，自我意识发展的差异，其意义足以超过其他相同点的总和。这是因为，自我意识是社会人的灵魂所在，自我意识显著落后的孤独症儿童，灵魂的残缺使他们恰似形在而神不在的木偶。

再说什么叫作孤独症。孤独症就是自我的迷失，孤独症儿童就是迷失了自我的孩子。如果我们不帮助他们发展自我意识，如果我们以为孩子只要有一技之长就能参加比赛、赢得荣誉，如果我们以为将来孩子的一技之长可以作为他们谋生的手段，如果我们仅仅把主要精力用在训练孩子的一技之长而不是发展自我意识上，那么，迷失的就不仅仅是孩子，还有父母和老师。假如连我们自己都迷失了，我们的训练能不迷失吗？迷失的训练怎么能够找回迷失的孩子呢？

"自我"是什么？自我是可以被自己认识的客观对象。在生命过程中，人们先开始的是对"我"以外的客观物质世界的认知，然后才是对自己的认知。当一个人把自己当作认知对象的时候，就产生了自我意识。在人们把自己当成认知对象后，才能逐渐发现自己、了解自己，以至于控制自己、把握自己。

人类的认知有对客观物质世界的认知、对社会的认知、对自己的认知。自我意识是认知的一部分，而且是最高级的认知。

○ 社会人的灵与魂

一个社会人的"我"包含哪些内容呢？我们可以从不同的角度解剖"自我"的结构。这一解剖过程，可以让我们从不同角度、不同层面上看到孤独症儿童的病态"自我"。

本我、自我和超我

"我"是什么？心理学家弗洛伊德将一个人的"我"分为本我、自我、超我。他构建的"冰山之我"，对于我们今天解释孤独症儿童的自我意识障碍，对于我们今天对孤独症儿童实施社会性教育，具有重要的启发和借鉴意义。

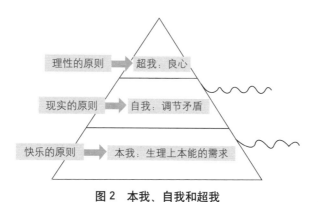

图 2　本我、自我和超我

"本我"的含义为本能的我，它是人自在的存在方式。"本我"追求的是各种原始本能的满足，追求的是快乐。"本我"随时要求满足自己的需要，"想怎样就怎样"就是本能的、自在的"我"的强烈要求，它是非社会性的原始冲动。每个人都有"本我"的存在，虽然"本我"的冲动力量是巨大的，但是，并非每个人的所有"本我需要"都可以肆无忌惮地表现出来，只有一部分符合道德和法律规范的"本我需要"，社会才容许其获得表达与满足，另外一部分与道德、法律冲突的"本我需要"，人自身需要对其实行管制，而不能让其无限释放。

在人的"本我"之上，有一个"自我"，"自我"就是对"本我"实行监督和管制的力量。在"自我"的监督和管制下，"本我"中最原始的需要必须按照合理与现实的原则获得满足，"能怎样就怎样"是"自我"对"本我"调控的结果。"自我"的这一调控功能，使得人具有了社会性，实现了从"自在的我"向"自为的我"的进化。

"超我"是一个人的道德、良心和理性，它为"自我"调控"本我"提供依据和原则，"该怎样就怎样"是"超我"向真、向善、向美的追求。

生命旅程起始于"本我"，社会化的进程其实就是"自我"与"超我"成长的过程。从"三我"的构成分析，就孤独症群体而言，他们的"本我"欲望强烈，甚至放荡不羁，主宰着他们的躯体，他们长时间停留在"想怎样就怎样"的状态。孤独症儿童"自我"的出现时间晚于普通儿童，"自我"的成长速度也慢于普通儿童，"自我"是他们的"三我"中最为薄弱的部分。即便他们对道德和规范有着清醒的认识，很多孤独症儿童通常懂得什么该做、什么不该做，但是，他们的"自我"仍然无法按照规范的要求实现对"本我"的有效调控，因而，他们迟迟不能做到"能怎样就怎样"。

从"三我"的结构看，对孤独症儿童的社会性教育，其突破点应该在培养他们的"自我"调节功能上。

○ 物质自我、社会自我和心理自我

从另外一个角度看"我"，"我"又包括什么呢？国外部分心理学家及我国多数心理学家提出了"自我"构成的三个部分，即物质自我、社会自我和心理自我。从这一自我结构出发，以普通儿童为参照，我们能够更清晰地看到孤独症儿童的自我意识缺陷。

物质自我

物质自我指一个人自己的身体、感觉及物质世界中属于自己的部分。对物质自我的认知，就是让一个孩子认知包括自己的身体和感知觉在内的物质世界中哪些是属于"我"的东西。建立物质自我的概念，同时也就建立了"占有""支配""所有权"的概念。物质自我包括了"我"的身体、"我"的家庭、"我"的物品等。物质自我是一个人自我存在的基础，是社会自我和心理自我的载体，但是，仅有物质自我并不能把人与动物区别开来。

人生之初，主观与客观浑然一体，婴儿并不能区分"自己的"和"非自己的"。七八个月的婴儿出现了"自我意识"的萌芽，他们能够意识到自己身体和物质的区别，听到别人叫自己的名字有反应。2岁左右的孩子掌握了第一人称代词"我"，这在自我意识的形成中是一个大的飞跃。3岁左右的孩子对属于自己的东西表现出占有心，他们要求主张自己的存在，开始有自我支配的愿望，经常要求"我自己来"，其自我意识有了新的发展。但是，这个时候，幼儿处于以自我为中心的状态，他们以自己的身体为中心，以自己的想法和情感来认识和投射外部世界，因此，这一时期也被称为"自我中心期"，这是自我意识最原始的形态。

孤独症儿童的自我意识障碍，首先就出现在对物质自我的认知上，他们久久不能建立物质所有权的概念，不理解"我的东西"和"别人的东西"。"我的孩子9岁，特别喜欢玩手机，但是，不管是谁的手机，都拿来玩，甚至到别人的口袋里去拿。""我的孩子8岁，不会看护自己的东西，别人拿走他的东西他也不在乎。"……孤独症儿童在口语表达中，久久难以出现代词"我"。很多妈妈都会说："我的孩子就不会说'我''你'，'你''我'总是混乱。"在普通儿童逐渐学会站在对方的角度思考问题以后，孤独症儿童会长期停留在自我中心化的状态。

社会自我

社会是人与人之间的关联体，社会是个体在不同的范围内，因为不同的利益而联系在一起的群体，大到国家，小到家庭。在任何一个特定的社会群体中，每个个体都会以不同的身份和其他个体产生特定的关系：在家庭中，一个孩子是以儿子的身份与父母连接在一起的；在学校里，一个孩子是以同学的身份和其他的同学连接在一起的；在公共场所，一个孩子是以陌生人的身份与其他陌生人连接在一起的。在任何一个社会群体中，每个个体都有自身的独特性，但是，由众多的独特个体构成了群体，无论其规模大小，都要有共同的利益和共同的行为规范。

什么是"社会自我"呢？显然，既然是"社会自我"，它就不是孤立的自我，"社会自我"指的是在人与人之间形成的社会群体中的那一个"我"。只要置身于一定的社会群体中，每个人都会有自己的"社会自我"，也就是每个人都有在群体中的角色。一个孩子对于自己在不同群体中自己角色的认知程度，关系到孩子能否自觉地调整和其他个体的关系，而这种调整水平，更关系到孩子被群体的接纳程度。

从3岁到青春期，这是社会性教育对孩子社会自我的发展影响最深刻的时期，是孩子社会角色学习、社会行为规范学习的重要时期。孩子在家庭生活、社区生活中，在幼儿园和学校接受教育时，通过参与生活、通过角色假扮游戏、通过同伴活动、通过教师的教育等渠道，逐渐体会自己的各种角色，逐渐形成各种角色的概念。比如，他们开始形成了性别角色、家庭角色、同伴角色等概念，同时，他们也习得了不同角色的行为规范，知道按照自己角色的行为规范处理自己和其他个体的关系。比如，一个学生会尊敬老师，主动向老师问好，会将自己的作业交给老师批改。特别是，在每个特定的社会群体中，每个个体都要接受其他个体的评价。这个阶段，孩子主要从别人对自己的评价中、从别人对自己的态度中认识自己，而且越是年龄小的孩子，外界评价的作用越重要。孩子在社会评价中确认自己的角色，为了赢得他人的好评价，他们会积极做出行为上的努力，比如为了获得奖杯而努力训练。

孤独症的"孤独"，其致命之处在于孤独症儿童难以形成对"社会自我"的认知。也就是说，客观上，孤独症孩子也处于与其他个体的联系之中，也处在不同的社会群体中，也有自己特定的角色，但是，主观上他们难以认清自己和其他人是用什么样的方式、为了什么利益而联系在一起的。由于他们对自己与别人之间的利益关系、自己与别人之间的关联方式没有正确的认知，他们在群体中的行为往往与自己的客观角色不符，他们被群体拒绝就成为必然。被幼儿园和学校拒之门外的孤独症孩子，有一个共同的原因，那就是他们对自己在学校中的"社会自我"把握不当，他们可以背起书包、可以穿起校服、可以回答"我是××小学的学生，我在×年级×班"，但是，他们远没有从心理上对"学生"角色产生认同与内化。

心理自我

什么是"心理自我"呢？每个人除了有属于"我"的物质、属于"我"的角色之外，还拥有一个重要的"我"，那就是属于"我"的心理和精神状态。比如，每个人都有兴趣爱好、性格倾向、智力水平、情绪特征、注意力状况、看问题的方式、价值观念等。毫无疑问，这属于人的精神面貌、心理世界，它的特点是非物质性。一个孩子知道自己在课堂上叫喊不符合学生的行为规范，这是他对社会自我的认知；孩子因此受到老师的批评而产生丢面子的感觉，这就是孩子对心理自我的认知。

学龄期以后，孩子越来越清晰地意识到自己的心理活动，认识到自己的内心世界。"我想……""我觉得……""我认为……"是孩子对自己的感觉、观念、态度、思想等心理活动的表述，而他们对自己的心理活动表述的前提是，他们已经对这些心理活动过程有了清楚的认知。青春期的孩子，不但能够认知社会自我，而且他们对自己心理世界的了解和认知也会越来越清晰，他们能够知道自己的智力优势，他们能够分析自己的性格缺陷，他们能够意识到自己看问题的方式出现了偏差，他们会对自己的各个方面进行自我评价。这个时候，他们的心理世界充满了自尊、自信、自豪及自卑、自怜、自馁等由自我评价而产生的积极体验和消极体验。一个人对心理自我认知的最高境界是对自我人生理想、人生价值的探究。自我心理认知，这也是自我认知中难度最大、最高的层级。

孤独症儿童对有形的物质自我、社会自我的认知存在很大的困难，大多数孤独症儿童最终无法面对自己的"心理自我"，即便是功能较好的孤独症儿童，他们可能在课业学习中表现出色，在他们的表述中也很少说到"我想……""我觉得……""我认为……"。他们对自己精神和心理特点的认知，相较同龄人要推迟数年，就连他们身为"孤独症患者"这个最大的精神特点，他们自己也可能迟迟不能认知。有的家长感觉孩子似乎对别人提到"孤独症"很敏感，但是，实质上他们不能对"孤独症"这一心理特质有正确的认知，他们的独立自我很难形成，直至成年，他们或许仍然需要外界评价作为自我肯定的重要桥梁。他们无法认知自己思维的独特性，或者仍然坚持以自我中心化的思维固守着自己的交往方式。在他人直观地看到他们的各种特异的时候，往往他们自己并不觉得。

○ 自我认知、自我体验和自我控制

从知、情、意统一的角度分析一个人的自我意识，我们看到每个人都有从自我认知到自我体验，再到自我控制的三个"我"。这三个"我"的协调发展，是个体心理健全的重要标志。从三个"我"的构成上反观孤独症儿童，我们不难发现孤独症儿童自我意识发展的特殊性。

自我认知

就像一个孩子照镜子，通过镜子知道自己的相貌、衣着——自我认知就是一个人自觉地将自己作为认识对象去了解。自我认知让人们思考并回答"我是否知道我自己""我是一个什么样的人"。自我认知包括自我感觉、自我观察、自我分析、自我评价等。自我认知包括对物质自我的认知、对社会自我的认知和对心理自我的认知。

自我体验

如果自我认知是一个孩子从镜子中知道自己脸上有疤痕，自我体验则是一个孩子在知道自己脸上有疤痕后而产生的自卑的心理感觉。在自我认知的基础上，"我"要形成对自己的感觉和体验，自我体验回答的是"我是否喜欢我自己"。"自我体验"可以形成对自己的不同态度，以自尊、自爱、自信、自卑、自怜、自弃、自傲、责任感、义务感、优越感等情绪体验表现出来。

自我控制

自我体验有积极体验和消极体验。如果一个孩子从镜子中看到自己健美的线条，其心理体验必然是为自己骄傲和自豪，那么其接下来的行为一定是合理饮食，保持身材；如果一个孩子从镜子中看到自己臃肿的身体，其心理体验大多会对自己不满、沮丧甚至自卑，接下来的行为大多是为了改变现状而做的各种调节，比如锻炼身体。自我调节和自我控制是在体验的驱动下，人为了实现某种目标而做的主观努力，它要回答的是"我要成为什么样的人""我如何改变自己"。自我调控表现为自主、自立、自强、自制、自律、自卫等意志行为。

如前所述，孤独症儿童从自我认知起步，就已经出现了障碍，无论是对物质自我的认知，还是对社会自我、心理自我的认知，他们的发展都远远落后于普通儿童。毫无疑问，认知落后，建立在认知上的心理体验也必然是扭曲的，由于情感体验的驱动而实施的自我调节就更加苍白了。比如，别人抢走了自己的东西，普通儿童和孤独症儿童的反应截然不同：普通儿童会因为自己对物品所有权的丧失而产生愤怒情绪，进而实施捍卫主权的行动——将东西抢回来；而孤独症儿童往往对此表现麻木。不管我们怎样教孩子"他抢了你的东西，你要抢回来"，孤独症儿童仍然茫然不解，无动于衷。

自我意识是什么呢？自我意识是赋予孤独症孩子社会性的关键因素。孤独症儿童几乎都有健全的身体，孤独症康复最大的课题就是让自我意识"住"进他们空洞的头脑，成为主宰孩子血肉之躯的灵与魂！

孤独症儿童"自我"断裂的结果

破碎、断裂的自我意识，是孤独症儿童难以融入社会最深层次的原因。"自我"的断裂形成了一道横亘在孩子与自己、孩子与他人、孩子与社会之间无法逾越的鸿沟。

○ "自我"断裂的结果

自我意识的发展以脑神经的发展为基础。孤独症儿童大脑发育异常，损害了他们自我意识正常发展的生理基础，所以，孤独症儿童自我意识的形成、发展都出现了严重的困难，特别是社会自我的形成困难更大。孤独症患者是个特殊群体，究其本质，他们到底特殊在哪里呢？如果用一句话概括，那只能说他们是自我意识严重落后的特殊群体。

在普通儿童早已熟练使用代词"我""你""他"的时候，孤独症儿童仍然难以正确地使用第一人称代词"我"，这表明孩子对"我"和别人的区分、对"我"和他人关系的理解，仍然滞留在较低的水平。

正常儿童到 3 岁左右，开始在乎别人对自己的评价，开始在乎自己在别人眼中的形象。孩子喜欢被表扬，喜欢在与别人的竞争中获得自我成功感和自尊感，甚至会用讨好别人的方法换取别人对自己的关爱。而孤独症儿童在这方面长期麻木不仁，他们不在意别人的看法，更不知道如何通过调节自己的行为获得他人的赞扬。因此，孤独症儿童在与成人的相处中，很难接受成人语言的调节，甚至不能按照指令做事。

孤独症儿童自我意识的发展，滞留在"生理自我"的原始阶段。他们以自己的身体为中心，以自己简单的生理需求为中心，以自己的想法和情绪为中心，把自己封闭在一个自我满足的"生理自我"的世界里，表现出极端的自我中心化。这种极端的自我中心化，使他们不关注周围的其他人，不理解与他人相处的社会规则，也不懂得自己的社会角色，难以按照社会规则调节自己的行为、调节自己的情绪反应。他们在一种"本能自我"的驱使下，"想怎样就怎样"，行为怪异，与周围的社会环境格格不入。

其实，当我们深入剖析"自我意识"的内涵，特别是我们发现了孤独症儿童的自我意识缺陷以后，我们会发现，孤独症儿童的语言问题、行为问题、交往问题等，都与他们的自我意识发展异常相关联。也就是说，孤独症儿童的语言障碍、行为障碍和交往障碍的背后，都有自我意识障碍的原因。如果我们不懂这个道理，单纯就行为而纠正行为，单纯就交往而训练交往，其效果必然事倍功半。

并非只要掌握行为矫正技术的操作，就可以塑造出符合社会规范的行为；并非只要有足够的同龄伙伴之间的游戏过程，就可以提高孤独症孩子的交往能力。决定一个人的行为是否符合社会规范，决定一个人与他人之间的交往行为是否恰当的深层心理原因，恰好是个体的自我意识水平。发展孤独症儿童的自我意识，对孤独症儿童的康复具有治本的作用。

"社会性"的核心是人对自己与他人关系的认识、理解、把握和调节的能力，这一能力的强弱决定了个体与他人、社会的相融程度。人对自己与他人、自己与社会的关系认识、理解和把握，才使人成为一个社会人；孤独症儿童康复的过程就是他们从自然人走向社会人的过程，这个过程也本该是孩子的自我意识功能从无到有、从弱到强的过程。

一个人无论丧失什么具体能力，只要他对人与人的关系有正常的认识和把握，他就是社会人，就具有社会性；相反，一个人无论掌握什么技能，只要他无法认识、理解和把握人与人的关系，那么他就不是社会人，不具有社会性。

社会行为规范、人类道德准则等，是用来调整人和人关系的。社会性落后的孤独症儿童，对规则和道德的理解与执行出现了障碍，他们和其他社会人格格不入，当然就难以融入社会群体，这就是孤独症儿童"自我"断裂造成的最为严重的后果。

人与人的关系，既包括自己与他人的关系，又包括自己与自己的关系。认识和把握这种关系，是孩子的自我意识内涵由"生理自我"发展到"社会自我"的重要标志。要想促进孩子的社会性发展，就要促进孩子认识、理解和把握人与人的关系。一个人没有自我意识，就不能理解人和人的关系，就等于没有社会性。自我意识是社会性的内核，促进孩子社会性发展，本质就是促进自我意识的发展。

○ 孤独症儿童"自我"的觉醒

"妈妈，为什么我比别人努力，但是我的成绩没有别人好？"

"妈妈，为什么我不能当班长？"

进入普通学校学习的孤独症儿童，在小学阶段，一般到了中高年级，他们就会对妈妈提出这样的问题。这是孩子在群体关系中，经过和他人比较以后，出现自我认知上的困惑。孩子在思考："在群体中，我是一个什么样的人？"

当孩子在群体中对自己的定位形成以后，紧接着孩子要形成对自己的态度。自我意识发展是孤独症儿童社会化进程中不能回避的重要问题，作为教育者不能绕道而行，只能教育孩子直面自我。

如果自我意识障碍是社会化的主要障碍，那么，让孩子回归正常，突破社会性发展的瓶颈，就必须启发、培育孩子的自我意识，这是促进其社会性发展的需要。人的成熟标志之一是自我意识成熟，所以，自我意识教育应该是孤独症康复的核心与主线。问题是，一旦孩子有了自我意识，会不会给孩子的发展带来负面的影响？孩子一旦知道了自己的情况，会不会有自卑的情绪体验？会不会自暴自弃？会不会退缩？会不会有心理、情绪障碍呢？

我们启发孩子认识自己的积极意义，是让孩子知道自己与他人的差距，让孩子知道自己存在的问题，将康复置于孩子积极主动的参与中，培养孩子的自我调节能力，使康复走向高级阶段。

不可回避的问题是，客观上孤独症孩子与其他个体的差异是存在的，给孩子带来负面的心理体验也是正常的，这是孩子自我的觉醒，这是孩子走向正常化的表现，只不过他们需要特别的引导和教育，使孩子不但能够自我认识，还能够自我接纳，接纳自己的特点，积极面对现实。也只有迈上这个台阶，孩子才能真正实现康复。

如果我们不帮助孩子认识自己，不去发展孩子的自我意识，就等于没有触及孩子社会性的根本，没有触及康复的根本。一个没有自我觉察、不能自己调节的人，当然就不是社会人，我们也就没有真正为孩子找到属于他们的世界。

寻找迷失的"自我"

在残缺的心灵之上，怎样构建孤独症儿童的自我概念呢？怎样教育孤独症儿童认识自己、接受自己、控制自己呢？

○ 自我意识教育方案举例

认识"我的身体"

训练目标：让孩子通过各种感觉，体验"我"和物质世界、"我"和他人的区别。

训练过程：

第一步：先让孩子击打物体，再击打自己的身体，体会感觉的不同。

第二步：先让孩子击打他人，再击打自己，让孩子体验感觉的不同。

第三步：和孩子面对面，让孩子指出自己的器官和对方的器官。

第四步：让孩子按照指令行动，如举起自己的手、闭上自己的眼睛，让孩子体验到对自己器官的支配。

第五步：让孩子表达自己的需要，比如饿、渴等；表述自己的感觉，比如疼、热等。

提示与解析：

1．上述步骤并非一个教学回合，它需要按照循序渐进的顺序进行。每个步骤需要多长时间，视孩子的具体情况而定。

2．以游戏的方式进行最好，可以配合语言教学。场合不限。

3．孩子无法完成指令的时候，需要辅助。

认识"我的东西"

训练目标：让孩子通过理解支配与占有，理解自己对物品的所有权。

训练过程：

第一，给家庭成员分配食品，包括孩子在内。每个人只能食用自己的食品，未经同意，不得食用他人的食品。

第二，将家庭成员的服装进行比较，让孩子指认服装的所有人。

第三，家庭成员故意错位着装，让孩子进行纠正。

第四，未经孩子同意，故意拿走孩子喜欢的食品、物品，让孩子体验失去物品的苦恼，进而告诉孩子看管属于自己的物品的意义。

第五，让孩子认识自己和家庭成员的关系，认识其他儿童和其家庭成员的关系。

第六，在公共场所交给孩子看管物品的任务，然后剥夺其物品，让孩子体验丧失物品的后果。

第七，让孩子知道哪些是不属于自己的东西。不属于自己的东西，自己没有占有和支配的权利。

提示与解析：

1．认识"我的物品"不能仅仅从语言上强调，必须用结果让孩子理解"归我所有"和"丧失所有"的区别。

2．每一个训练过程都要有语言指导。

3．根据孩子的程度灵活掌握顺序。

4．可以延伸训练孩子理解"不经过同意，不能占有他人的物品"。

看看××漂亮吗

训练目标:让孩子评价别人的外表特征,为孩子自我评价做准备。

训练过程:

第一步:成人引导孩子观察他人的服装、相貌、身材、发型等,并给予评价。

第二步:让孩子观察熟人的服装、相貌、身材等,说出自己喜欢的人。

第三步:让孩子对自己喜欢的人和不喜欢的人进行比较,说出自己喜欢(不喜欢)的原因。

提示与解析:

1.一般来说,选择让孩子观察、评价的人,应是孩子喜欢的人,或者是可能喜欢的人。

2.引导孩子观察的东西一定要具体、鲜明,比如服装、发型等。

3.在孩子不能说出原因的时候,成人替孩子说出原因。

4.每个过程所需要的时间,视孩子情况而定。

看看我漂亮吗

训练目标:引导孩子评价自己的形象。

训练过程:

第一步:在孩子穿新衣服或者有新的变化时,及时给予评价,说出评价的理由。

第二步:引导孩子自己照镜子,评价自己的服装、身材、相貌,体验愉快和自豪。

第三步:有意识地给孩子设计发型、服装、鞋帽等,教孩子欣赏自己。

提示与解析:

1.孩子先学会评价别人,再评价自己。

2.别人对自己的评价在先,自己对自己的评价在后。自我评价来源于外部评价。

3.外在形象具体、直观，形象评价是行为评价的前提。

他真棒

训练目标：让孩子观察、评价他人的行为特征，为行为自我评价做准备。

训练过程：

第一步：在生活中寻找他人好的行为表现。

第二步：在孩子面前评价他人的积极行为。

第三步：引导孩子建立行为规范和是非概念。

提示与解析：

1.被评价的行为应该是孩子能理解的。

2.先评价他人的积极行为，再评价消极行为。

3.行为评价要及时、具体，指出对方做了什么，为什么这是好的行为。

4.在具体评价的基础上，注意向抽象性评价过渡。

你真棒

训练目标：引导孩子对自己的行为进行自我评价。

训练过程：

第一步：观察孩子在生活中的表现，发现积极的行为。

第二步：及时给予积极正面的评价，鼓励和夸奖孩子。

第三步：引导孩子产生积极的情绪体验。

提示与解析：

1.行为评价先从孩子好的行为开始。

2.评价要及时、具体。

3.注重体验，引导孩子自我肯定。

4.肯定的行为以社会性行为为主，告诉孩子此行为受到肯定的原因。

5. 评价的手段先以物质强化为起点，再逐步给予精神奖励，引导孩子感受心理体验。

这是我的作品

训练目标：对孩子的劳动成果进行评价，建立孩子的自信心，让孩子体验自我满足感。

训练过程：

第一步：给孩子提供创造作品的机会。

第二步：寻找孩子作品中的"优点"。

第三步：成人欣赏孩子的作品。

第四步：让孩子自我欣赏，启发孩子的满足感、成就感、自信心。

第五步：能保留的作品要适当留存。

提示与解析：

1. 对孩子的评价要掌握一个原则：不要拿孩子和其他人比较，而是让孩子自己和自己比较。多进行纵向自我比较，避免横向与他人比较。

2. 留存作品的目的是让孩子以后反观自己的进步过程。

3. 作品的形式不限，只要是孩子的劳动成果，作业、手工、图画等各种物化的作品都可以，包括孩子的家务劳动成果等。

4. 评价的角度要多样化，可以评价作品本身，也可以评价劳动态度和过程等。

找找他的优点（缺点）

训练目标：让孩子学会概括别人的优点和缺点。

训练过程：

第一步：在生活中寻找孩子熟悉的人，让孩子观察其身上的典型行为，成人分别对其每一个典型行为进行评价。

第二步：帮助孩子概括其特点。

第三步：帮助孩子理解、发现更多符合该特点的行为。

提示与**解析**：

1. 根据孩子心理年龄的发展，要适时地提升孩子的概括能力。在对人的评价上，应该从对具体行为、作品的评价，提升到对人的特点的概括性评价。

2. 典型行为应该是显著的，让孩子可以直观看到的。

3. 抓住同类的行为，随时进行评价与概括。

4. 教孩子概括特点的词汇，比如勤劳、懒惰、勇敢等。

5. 概括是智力的基本功，所以，自我意识教育要配合思维能力培养同步进行。

我是一个什么样的人

训练目标：让孩子对自我产生期待，期待自己在别人眼中的美好形象。

训练过程：

第一步：帮助孩子总结自己的优点。

第二步：告诉孩子别人是怎样看待他的，告诉孩子他在别人眼中的形象。

第三步：让孩子形成"我希望别人怎样看待我"的期待心理。

第四步：让孩子懂得用自我期待约束自我行为。

提示与**解析**：

1. 让孩子认识自己的优点，一定要从孩子具体的好行为入手。

2. 要帮助孩子确立对自己的合理的期望值。让孩子期待自己在别人眼中的形象，要引导孩子从切合自己实际的角度对自己提出期待。

3. 确立合理期望的时候，要对孩子说明理由，将孩子自己的基础作为合理的起点。

4. 可以期待孩子改善自己原有的问题，也可以期待一个好行为的出现。

我能做

训练目标：让孩子通过做力所能及的事情来认识自己的能力，由此培养孩子的自信心。

训练过程：

第一步：创设环境条件，给孩子需要完成任务的指令。

第二步：辅助孩子完成任务。

第三步：给予积极评价，在评价中让孩子体验成功。

提示与解析：

1.孩子力所能及的事情，是指生活中孩子为自我服务，为家庭成员服务，为同伴、他人服务的各种事情。

2.各种体现孩子能力的活动都可以利用，一定要在活动之后让孩子体验成功。

3.孩子不能完成的时候要给予辅助。有些活动孩子无法胜任，参与活动可能挫伤孩子的自尊心，应该回避。

4.活动之后，如果没有达到目的，孩子出现了沮丧情绪，家长应该给予解释和抚慰。

我赢了

训练目标：让孩子获得成功体验。

训练过程：

第一步：设计一些孩子能参与的竞赛活动，让孩子参加。

第二步：给孩子赢的机会。

第三步：让孩子体验赢得比赛的感觉。

提示与解析：

1.让孩子观摩别人的游戏过程，给孩子讲解竞赛规则。

2.教孩子判断输和赢的结果，给优胜者以物质和精神奖励。

3.为孩子提供参加集体活动的机会，让他在集体中体验成功。

老师表扬（批评）谁了

训练目标：让孩子体验自己在集体中的角色。

训练过程：

第一步：家长给孩子指令——注意今天老师表扬谁了。

第二步：让孩子报告自己观察的结果。

第三步：帮助孩子从旁观者的角度学会羡慕（理解、同情）别人。

提示与解析：

1. 和老师配合，在表扬学生的时候提醒孩子特别注意。

2. 如果孩子不能主动报告结果，家长要给予启发提示。

3. 用语言强调被表扬者的体验和感觉。

老师表扬我了

训练目标：让孩子体验荣誉感和自豪感。

训练过程：

第一步：让孩子通过自己的努力争取老师的表扬。

第二步：让孩子体验得到表扬的感受。

第三步：强化表扬的结果和感受，让孩子体验荣誉感和自豪感。

提示与解析：

1. 必要的时候请老师帮助创设机会表扬孩子。

2. 提示老师，在表扬孩子的时候，指导孩子注重体验。

3. 强化的办法很多，比如，让孩子向别人展示自己的成绩、展示自己的奖品等。

我做什么

训练目标：培养孩子的角色责任意识。

训练过程：

第一步：在日常生活中给孩子分配责任。

第二步：让孩子履行责任。

第三步：让孩子体验角色行为和角色责任。

提示与解析：

1. 分配的责任是孩子力所能及的。

2. 先给孩子讲清楚角色责任和行为，告诉孩子应该怎样做。

3. 如果孩子不能完成，家长要辅助。

4. 帮助孩子总结完成情况，给予评价。

5. 给孩子重点讲解履行责任和自己及别人的关系。

等待一会儿

训练目标：让孩子知道很多情形需要等待，训练孩子的自我控制能力。

训练过程：

第一步：孩子提出需求。

第二步：告诉孩子满足需求的条件，对照现实，让孩子明白现在不具备满足孩子需求的条件。

第三步：告诉孩子，通过等待以后，可以满足孩子的需求。

第四步：帮助孩子维持等待。

第五步：孩子的需求得到满足以后，回过头来对孩子强化"等待的意义"，让孩子理解为什么要等待，理解等待的结果。

提示与解析：

1. "需求"指生理需求和心理需求，比如，饮食的需求，在公共汽车上对座位的需求，娱乐的需求等。

2. 对于有些孩子不能理解的等待，或者不愿意接受的等待，有时候可以采用和孩子换位的方法，让孩子理解并接受等待。

3. 有些生理需求的控制是有限制的，比如大小便，用提前处理的方法最好，不宜用此训练孩子学习等待。

我要当×××

训练目标：让孩子学会对角色的期待，为了实现目的而自我调节、自我控制。

训练过程：

第一步：给孩子寻找可期待的社会角色，比如值日生、小顾客等。

第二步：告诉孩子实现角色要具备的条件。

第三步：检查对照自己实现角色的欠缺之处，设计改进的办法。

第四步：帮助孩子改善自己，最终完成角色行为。

提示与解析：

1. 选择的角色是孩子经过努力可以胜任的。

2. 如果一个角色不能完成，可以完成角色行为中的一个部分。

3. 要告诉孩子完成角色的意义。

4. 在孩子有困难的时候辅助，并让孩子体验成就感。

客人来了

训练目标：给孩子展示自己的机会，得到客人的评价。

训练过程：

第一步：告诉孩子客人要来的信息，并和孩子一起进行准备。

第二步：让孩子参与接待，给孩子表现自己的机会。

第三步：在客人面前评价孩子的优点，让孩子产生荣誉感。

第四步：在客人面前及客人离开以后，反复强化孩子的荣誉感。

提示与解析：

1. 在孩子理解的范围内，告知孩子客人和主人的关系，客人来访的目的等。

2. 让孩子参与接待客人来访的一部分物质准备。

3. 孩子参与接待并非指整个过程，参与接待的某个环节即可，目的是给孩子表现的机会。

4. 如果能让客人评价孩子的优点更好。

5. 客人离开以后的强化可以持续一段时间。在其他客人再来的时候，让孩子回忆上次的体验，继续争取客人的称赞。

6. 通过主客关系，让孩子体验角色身份，体验角色行为和角色规范。此训练可以延伸到去别人家做客，进行"我是客人"的训练。

给自己"画像"

训练目标：帮助孩子认识自己的特点。

训练过程：

第一步：帮助孩子分析自己，分别对自己不同的方面进行自我"画像"。

第二步：帮助孩子综合评价自己。

第三步：在帮助孩子接受自己的基础上，提出改善目标，引导孩子树立理想自我。

提示与解析：

1. 在孩子理解的范围内，帮助孩子总结自己的特点。

2. 先说优点，后说不足。给孩子肯定的评价，给孩子情感的满足，对其特点要理解。

3. 帮助孩子制订可行的改善目标。

4. 近期目标和中期目标相结合，尝试制订远期目标。

痛并快乐的自我意识教育

自我认知，是自我意识养成的起点；培养自我内在体验，是自我意识养成的难点；接受自我、控制自我，是自我意识教育的重点。

从低级到高级的"我"

对于孤独症儿童康复教育来说，客观地揭示孩子的"自我"障碍，教育孩子走近"社会自我"，无论对家长还是对孩子本人，其结果都是痛与快乐并存。

痛，在于我们和孩子一起，从对"自我"的不知到知，从面对现实的"我"到接受现实的"我"，这是一个痛苦的心理过程，是一个极大的心理挑战，需要极大的勇气；快乐，在于通过自我意识教育，我们终于有望让孩子从简单的"生理自我"中走出去，走向社会自我，完成社会自我的塑造，实现调节自我的飞跃，在接受自我中逐渐成熟。实践证明，在一部分成年孤独症患者身上，我们看到了他们原本残缺的"自我"，获得了人性中最本质的光辉——社会性。

孤独症儿童的自我意识教育，需要将培养正常儿童自我意识形成过程中的细节放大、夸张，其教育规律是：

● 自我认知的规律是从物质自我到社会自我，再到精神自我，逐步深化。教育训练的设计要遵循这个规律。

● 从自我认知、自我评价到自我体验，再到自我控制，这是一条自我意识教育的线索。

本章中的训练方案是孩子们日常生活中可能涉及的自我意识教育课题，它和学校、教育机构的教育可以有机结合。家长和教师可以在此基础上举一反三。

注重评价与体验

自我意识教育要遵循自我认知、自我评价、自我体验、自我调节的规律，其中认知是基础。

在对孤独症儿童的评价上，要特别注重积极评价，将积极评价转化为积极的情绪体验。

自我意识教育中的评价和强化，与初级行为训练中的评价有所不同。

第一，评价的范围扩大。可以评价态度、评价过程，也可以评价结果；可以评价行为，也可以评价作品；可以评价他人，也可以评价自己。

第二，注重孩子对评价的理解，评价的目的是建立孩子和他人的关系，在关系中产生评价，在评价中体验自我。

第三，自我意识教育中的评价，并不局限于评价孩子对某个具体指令的行为反应。自我意识成长需要的评价是把对孩子具体行为反应的评价提升到对行为人本身的评价上，其评价的出发点不同，侧重点不同，评价层次也不同。

之所以强调孩子的自我体验，目的是推动孩子将奖励和惩罚在心理层面升级为复杂情绪，升级为高级的情感反应；如果只是单纯建立在"刺激—反应"这种简单的链接上，其主要特征是生理性的，并不是深层精神性的反应。心理层面的反应指的是成功感、羞耻感、自豪感等。评价、强化均可以从具体行为、具体的物质起步，但其落脚点一定是让孩子尽可能进入心理层面。如果最终仍然不能到达，应该说孩子的社会性发展相对是低级的。

游戏和比赛的输与赢，产生于精神领域的需要，是一种精神满足。没有这种精神需要，孩子自然不在乎比赛，不在乎输赢。如果没有荣誉感、羞耻感，孩子无法理解自己的社会角色，无法理解自己与他人的关系，也将无法理解与人相处的规则。

一个人和别人的关系有几种：模仿、从众、比较、竞争、合作。处理好其中任何一种关系，都需要一个人有自我意识。比如，在幼儿园或者小学，孩子首先要建立的是模仿和从众，要模仿老师，跟老师学动作，和小朋友一起要模仿别人的行为。模仿和从众能力，实质上都是孩子在理解、把握、调整自己和别人的关系。更高级的竞争与合作，本质上更是对"我"和他人关系的处理。

○ 让"我"走向快乐

自我意识教育是痛与快乐的并存。怎样引导孩子学会自我评价，让孩子接受自我，就成了战胜痛苦、走向快乐的关键。

孤独症孩子有了自我意识以后，心理很脆弱，害怕失败，回避竞赛，挫折感很强烈。因此，家长对孩子一定要注意赏识教育和成功教育。

我们需要做的是：

第一，寻找孩子的特点，突出发展优势，建立自信。

第二，对在集体环境中自信心欠缺的孩子，要进行家庭心理补偿。

第三，给孩子特别的机会和特别的标准，少和正常孩子进行横向比较。

第四，对孩子遭遇的挫折给出合理的解释。

第五，教育孩子接受自己，对自己有合理的期待。

"孩子知道打人不对，可就是改不了。"……

这看起来是孩子的行为问题、语言问题、情绪问题，每一天我们都疲于纠正孩子的行为、提高孩子的语言能力、疏导孩子的情绪，但是，我们是否想过为什么我们的努力难以奏效呢？孩子的行为、语言、情绪和自我意识有什么关系呢？只有进入"自我意识"这个社会性教育的中枢，我们才能找到问题的答案。

判断、鉴别一个孤独症孩子的社会性程度，自我意识水平是最重要的指标。孤独症儿童和普通儿童的主要区别不在于"会做什么"和"不会做什么"，"能做什么"和"不能做什么"，重要的在于孩子是否知道"我这样做，对自己和别人意味着什么"。

第 四 章

"贫瘠之上我耕耘"

——孤独症儿童的智力开发（上）

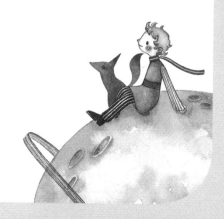

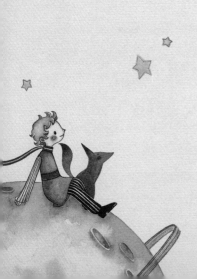

智力与社会性发展的关系

社会性正常化发展需要相应的智力水平作为支撑，智力水平的低下造成了孤独症儿童社会认知困难，阻碍了孩子社会性的发展。

○ "智力"与"孤独"的组合

一位母亲这样说他的孩子："我的孩子读完了小学六年级，成绩优秀，顺利地升上了中学。但是，我很担心，因为除了考试成绩之外，他几乎什么都不能和同龄人比，他还是幼稚得要命，行为问题还很严重……"

另外一位母亲这样说："我的儿子特别孤独，眼神空洞洞的，身体也软绵绵的，喜欢躺在地上，没有任何兴趣，什么都不学，学什么都特别困难……"

孤独症儿童千差万别、各具特色，智力受损程度不同，是影响他们社会性康复水平的重要因素之一。智力损害程度轻的孩子通常被称为"高功能"孤独症，智力损害严重的被称为"低功能"孤独症。智力水平制约着孩子的社会性发展，即使不是孤独症，智力水平低下也同样会造成社会认知水平低下，从而造成社会功能障碍，因此，在孤独症的康复教育中，必须重视智力开发。

什么是智力？很多时候，人们把"智力""智能""认知能力"作为同一概念来使用。通常意义上，智力、智能、认知能力这三个概念的含义是相似的，在孤独症儿童的康复训练中，多数家长、老师更习惯使用"认知训练"

这个概念，严格地讲，应该叫作认知能力培养，也可以叫作智力开发。

智力是人们在认识事物的过程中表现出来的身心潜能。智力不是知识，而是获取知识、运用知识解决实际问题的能力，也可以说智力就是综合运用感知、记忆、思维、想象、注意、语言等心理能力获取知识经验的心理潜能。我国多数心理学家认为，智力包括观察能力、记忆能力、注意能力、语言能力、想象能力和思维能力几个基本要素。

人们获得知识的过程始于感觉和知觉。感觉是对事物个别属性和特征的认识，如感觉到颜色、声调、气味、粗细、软硬等。知觉是综合多种感觉，对事物整体属性的认识活动。感觉和知觉又可以统称为感知觉。感知觉获得的知识经验，在刺激停止以后没有马上消失，留在头脑中，并在需要的时候再现，这种积累和保存经验的心理过程就是记忆。所有的智力活动，都离不开注意力，而这种"注意"主要是指依靠意志努力维持的有意注意。人不仅能直接感知事物的外在特征，还能间接地、概括地认识事物，揭示事物的相互联系和内在规律，这就是思维能力，思维就是运用表象和概念进行抽象概括，判断推理的认识过程。思维是智力的核心，而语言是思维的重要工具。

智力是一个人认识世界的一般能力，人们认识任何事物，都是一种智力活动，不同的人会在智力活动中表现出自己的个性特征，使智力活动的质量具有显著差异。这一普遍规律对孤独症儿童同样适用。孤独症儿童无论其各自的障碍程度如何，有一点是相同的——他们的智力都不同程度地受到了损伤。

○ 孤独症的"智力贫瘠"

孤独症儿童的智力发育呈现出明显的异常状态。

第一，他们在听觉、视觉、触觉、味觉等方面与众不同，具有不同程度的感知觉异常。另外，由于自我封闭，孤独症儿童严重缺乏对客观事物的观察兴趣，造成了他们感知觉的贫乏。

第二，注意力短暂、分散，缺乏指向性，缺乏持续性，有意注意难以维持，无法支持一般认知活动的进行。

第三，很多孤独症儿童表现出出色的机械记忆能力，而策略记忆能力缺乏。

第四，思维能力差，多数孩子局限于对事物外部特征的认识，在理解事物之间的相互关系上出现严重困难，抽象概括能力、判断推理能力发展滞后，在思维品质上缺乏灵活性，显著刻板化，思维方式非社会化。

第五，缺乏想象力，不会做"假装游戏"，难以扮演一个游戏角色。

第六，语言能力显著落后。

可以看到，孤独症儿童的智力如同一块贫瘠的土地，因此，我们对孤独症儿童的智力开发越发必要。

贫瘠之上想收获，耕耘需要倍辛勤！

○ "社会性"与"智力"之缘

智力和社会性发展是什么关系呢？我们发现，智力发展比较好的孤独症儿童，其社会性发展一般也比较好。也就是说，发展孤独症儿童的社会性，必然要提高其智力水平。

人的社会性包括社会认知、社会情感、社会行为。社会认知是社会性发展的基础，没有对"社会"的"知"，就没有"社会"的"情"，也就不可能有正常的社会化的"行"。每个人表现出来的"社会性"，直接受其社会认识的制约，而社会认知又和一般智力密切相关，不管是否有孤独症障碍，当智商低于一定程度后，其社会性发展也必然要产生障碍。从这个意义上说，要提高孩子的社会性发展水平，就必须重视智力能力的培养。开发智力，有利于发展孩子的社会认知，社会认知又会促进孩子社会性的发展。这就是智力开发的重要性，这就是智力和社会性发展的关系。

任何领域的认识活动都要以一般智力为基础，在物理世界中获得的认识能力，经过教育引导，迁移到对社会生活的认识，虽然认识对象不同，但是，所需要的心理能力是相同的。在对孤独症儿童的教育中，以物理世界为起点的认知活动，其终点必须转化为对孩子社会性发展的支持。

例如，认识颜色的教育开始于婴幼儿时期，在对颜色这一事物的物理属性的认识过程中，孩子需要抽象概括，必须撇开物体的形状、材质、功能、大小等特征，抽象出"颜色"属性，将某一范围波长的视觉刺激概括为"红色"。这一抽象概括能力同样也可以应用在对动物、植物的认识过程中，当孩子形成"兽类动物"的概念时，已经忽略了动物的身体颜色、生活习性、体态大小等具体特征，而抽象出了身上长皮毛、四条腿、有牙齿等主要的共性生物特征，虽然认识对象不同，但是，认识的心理过程是相同的。依此类推，从社会属性的角度，可以把不同职业特点的人概括为"医生""教师""工人""农民"等，依然需要抽象每一类人的共同特点。将这种能力延伸到对社会生活、人际关系的认识上，就是社会认知。当孩子需要学习独自居家的时候，为了孩子的安全，母亲需要让孩子学习的第一个规则就是"谁来敲门都不能开"，而这一规则是对孩子与"敲门人"之间关系的抽象，它忽略了敲门的具体时间和"敲门人"具体的年龄和性别特征。"谁来敲门都不能开"，其深层的抽象内容为孩子与敲门人的利益关系。可见，概括抽象能力最终要应用在孩子认识和处理社会生活事件上，才能转化成一种社会适应能力，更广义地说，这也是一种生存适应能力。

按照认识对象的不同，认识活动可以分为对自然界的认识和对社会的认识。

什么是社会认知？社会认知是指人对人际关系、社会群体、社会规范和社会生活事件的认知。社会认知是智力在社会生活领域的运用。智力水平制约着社会认知水平，制约着社会性的发展。

社会认知需以智力为基础，但是，因为社会认知对象的特殊性，使得社会认知过程具有自己独特的地方，社会认知相对来说难度较大。

第一，社会认知具有复杂性和不确定性。社会认知的核心是理解人与人之间的关系，而人与人的关系根据双方的动机、情感、观点的变化处于一种互动性的变化之中，这种变化是复杂的，带有很大的不确定性。

第二，社会规则具有抽象性，人与人之间的关系具有内隐性。人际关系是内在动机、情感、观点支配下的互动关系，而情感、观点和动机都具有内隐性，互动双方需要相互理解和判断对方的目的、动机、观点，从而调整自己的行为。

第三，人在社会认知领域中主观性比较强，这一点与对物质客体的认识不同。人们往往从自己的角度评价别人，评价事件，因为角度不同，产生的评价就很不同，甚至截然相反。而人们对物理世界的认知却具有相对客观性。

总之，人与人之间的社会关系缺乏特定的可以直观感知的物理特征，并且处于广泛的联系和不断的变化中。认识社会生活，需要以思维能力为支撑，这点恰好是孤独症儿童的"智力软肋"。没有思维的发展，可以说，孤独症儿童就很难理解人与人之间的复杂关系，当然也就谈不上社会性的正常发展了。

○ 解析"孤独症儿童智力开发"

在孤独症儿童的教育训练中，智力开发、认知训练常常被作为重要内容，孩子学会了数学、物品命名等，往往是家长评价训练效果的重要指标。孤独症儿童的智力开发需要解决的问题是：

首先，我们对智力开发尚缺乏完整、科学的理解，往往以动作技能训练和零散知识教授替代智力开发。制约孤独症儿童社会认知发展的是思维理解能力。知识并不等于智力，有些孤独症儿童的大脑里储备了许多零散的"知识"，但是，思维能力并没有发展起来，孩子不能用这些知识解决实际问题，他们记住的"知识"不能转化成适应社会的能力，这就是用教知识代替思维训练的误区。其次，某些单纯的动作技能也不等于智力，没有思维能力的整合，动作技能难以转化成解决问题的适应能力。再如，将"智力训练"狭义地理解为固定的"课桌学习"形式，这也是很普遍的误区。

根据孤独症儿童的智力特点，我们对孤独症儿童的智力开发应该从哪里做起呢？

第一，智力是建立在感知觉基础上的，从最基本的感知觉入手，特别是在生活中丰富孩子的感知觉特别重要。

第二，思维能力培养应该是孤独症儿童智力开发的重点内容。思维是智力的核心，孤独症儿童智力损伤最严重的是对思维能力的损伤，因而，在智力开发中，思维训练应该是重点，当然也是难点。只要按照思维训练的规律，从易到难，循序渐进，选择合适的内容和方法，任何程度的孩子都会在自己原有的智力水平上得到提高。

第三，注意处理好知识学习和智力发展的关系，将知识教育和智力开发融为一体，切忌将两者割裂开来。

第四，注重结合社会生活中实际问题的解决进行智力训练。首先，生活中智力训练的内容、材料、场合丰富多彩、生动活泼，有利于提高孩子的认知兴趣，有利于减少孩子的逆反心理，有利于克服孤独症儿童的认知刻板化。生活化的智力训练，更容易给孩子带来成就感。另外，生活中的智力训练突破了课堂形式的局限，能够做到随时随地、化整为零，可以有效地利用时间，提高效率。

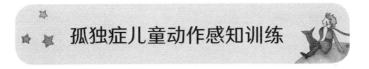

孤独症儿童动作感知训练

动作训练对孤独症儿童的康复有价值吗？在智力发展的初级阶段，动作感知有着特殊的意义。

○ 智力的第一块基石

感觉是人脑对直接作用于感官刺激物的个别属性的反映，知觉是客观事物直接作用于感官，在头脑中产生的对事物整体的认识。感知觉就是感觉和知觉的统称。人对事物的认识是从感知外部世界开始的，感知觉为记忆、思维、想象提供信息，感知发展得越充分，记忆存储的知识经验就越丰富，思维、想象发展的潜力就越大。感知觉为认识走向高级阶段打下基础。如果感知觉发生异常，建立在感知觉基础上的心理世界就会扭曲。几乎在所有的孤独症儿童身上，都可以见到感知觉异常的表现，智力发育障碍与他们的感知觉异常有直接的关系。

动作是联系感觉器官和外部世界的主要方式，叫作动作感知方式。动作感知是孩子认识事物的主导方式，动作感知和儿童的思维有一种特殊的关系，儿童早期的思维特点是直观动作思维，从这个角度说，儿童的智慧起源于动作。在人的智力发展的初级阶段，动作感知十分重要，动作感知训练是智力开发的重要起点。

孤独症儿童的感知觉异常也表现在动作感知上。首先，大多数孤独症儿童没有"动作"的积极性和主动性，相反，他们大多具有一种怪异的、毫无实际意义的自我刺激动作，这种动作使得孩子的神经兴奋点长时间集中在身体的自我感觉上，这就等于封闭了孩子对客观物质的感知通道，所以，造成了孤独症儿童感知觉的贫乏。其次，孤独症儿童的动作发展明显落后，这使他们感知的对象范围、感知过程和感知质量都受到局限，长此以往，恶性循环，他们整体感知能力的发展受到制约。因而，在孤独症儿童身上，我们普遍看到孩子的肢体动作协调性差，没有同龄儿童具有的运动能力，身体缺乏力量性，孩子更喜欢躺卧的姿势，而他们手部动作又缺乏准确性、灵活性、力量性和协调性，不能完成较为精细的动作。

对孤独症儿童的动作感知训练的意义是：丰富孩子的感知觉，有利于打破孩子的自闭状态，使其对外界产生关注与兴趣，走出狭隘的自我刺激；丰富孩子的感知觉，为孩子的智力活动打基础。动作训练也是社会性教育的载体，特别是将孩子通过动作训练形成的各种技能转化成孩子解决生活问题的能力，可以提高孩子的社会适应性。

○ 孤独症儿童的动作感知训练

游戏活动中肢体动作训练

训练目标：发展肢体动作协调能力。

训练过程：

1. 准备：各种运动训练器材与适当的场地。

2. 训练项目：

第一，球类运动。

第二，骑车。

第三，爬山。

第四，游泳。

第五，滑冰（旱冰）。

第六，简单体操（律动体操）。

第七，跳绳。

第八，跑步。

第九，打羽毛球。

第十，蹦床等弹跳运动。

第十一，器械攀爬运动。

第十二，单脚站立、行走。

第十三，走平衡木。

第十四，跨过障碍物。

第十五，在马路牙子上行走。

提示与解析：

1. 这是发展孩子运动协调能力的项目举例，还可以根据实际情况设计更多的项目。不是每个孩子每个项目都需要训练，要根据实际情况因人施教。

2. 举例顺序不是训练难度顺序。可以选择适合孩子的若干项目同时训练，也可以一段时间集中训练一个项目。

3. 一个运动项目从入门到娴熟，需要的时间长短因人而异。孩子完成一个项目的训练，需要运用辅助、强化、分解等基本方法。

4. 有些项目涉及孩子人身安全，实施者要特别注意。这些训练对场地和器材没有特殊的要求，方便易行。

5. 孩子可能对一两个项目很有兴趣，要适当轮换活动内容，避免孩子刻板化。

6. 大人要和孩子一起活动，不要使其成为孩子一个人的运动。

7. 注意在运动中发展孩子的社会性。运动训练本身就是孩子与施教者的互动过程，在运动过程中应该贯彻语言和情绪的交流，增强孩子的语言理解能力。让孩子在运动中表达情绪和对运动的认知，尽量设计要与别人合作的运动项目，比如两个人的球类运动，发展孩子的合作能力。开展多人运动时，在运动中加入规则，比如按照顺序一个人做完另一个人再做等，让孩子懂得规则。让孩子在运动中认识自己的能力，发展孩子的自我认知、自我评价。

生活中肢体动作应用训练

训练目标：训练孩子的肢体动作协调能力。

训练过程：

1. 准备：在日常生活中给孩子创设应用肢体动作协调性解决问题的机会。

2. 训练项目：

第一，将食品、玩具放在孩子不能直接拿到的地方，让孩子通过调整身体动作取到物品。

第二，行走。

第三，空手及搬运东西上、下楼梯。

第四，用力拉开抽屉拿取物品。

第五，两个人合作移动大件物品。

第六，扫地。

第七，擦桌子。

第八，爬上高处取物品。

第九，用脸盆端水、用水桶提水。

第十，推车。

提示与解析：

1. 每一个孩子的强项和弱项不同，针对孩子的弱项训练。每一个项目的学习需要遵照从简单到复杂的训练过程。

2. 不用学会一项再学一项，可以同时进行，但是，一段时间要有主要目标。每个孩子学会一项技能需要的时间不同。如果在训练中遇到很大的困难，先暂停、回避，过一段时间再继续教，不要让孩子产生强烈的挫折感。

3. 让孩子参与生活，在生活中解决问题，让孩子看到靠自己的能力达到目的，看到自己的能力和自我需要满足的关系，自己的能力和他人生活的关系。孩子为他人解决问题，可以培养孩子的自我效能感。

游戏活动中肢体动作训练举例：多人传球

训练目标：发展运动能力，学习简单的规则，培养合作意识。

器材：球。

训练过程：

1. 准备

选择合适的场地，三个人以上五个人以下合作。让孩子学会在地上将球滚动一段距离。

2. 活动过程

第一步：两个人之间传球，在地上滚动或者接抛球都可以。距离设定因孩子的能力而定。

第二步：三个人之间任意顺序接抛球。

第三步：三人空间上拉开距离，规定传球顺序，给孩子讲解规则。按照顺序传球，如果孩子不能理解规则，需要辅助者用动作帮助理解。

第四步：变化规则，让孩子理解并按照规则做。

第五步：让孩子规定顺序，按照孩子规定的顺序做。

第六步：增加规则的难度，比如，只能站在划定的范围内传球、接球。

第七步：规定输赢的标准，规定奖励的办法，让孩子赢，然后给予奖励。

第八步：当孩子中途想终止游戏的时候，告诉孩子必须争取同伴的同意，告诉孩子表达的语言。

第九步：让孩子表述游戏规则。

提示与解析：

1. 活动难度要适合孩子的能力，如果孩子没有基本的控制球的能力，要先训练好，让孩子基本上能完成游戏。

2. 活动一定要在孩子情绪愉悦的时间进行，并且注重活动中的成功体验。

3. 孩子最初不能完成的时候给予辅助。如果语言表述不能使孩子很好地理解规则，需要在活动中让孩子通过动作理解规则，执行规则。

4. 游戏的合作者需要有较好的社会性，需要很好的配合能力，理解游戏的目的，具有辅助孩子的能力。

5. 家长可以根据孩子的能力仿照这个方法创设适合孩子的活动。活动内容可以多种多样，但是，活动目标不变。

游戏活动中精细动作训练

训练目标：训练手、眼、脑的协调性。

训练过程：

1. 准备

各种孩子可以动手操作的手工材料。

2. 训练项目

第一，剪纸及和使用剪刀相关的手工活动。

第二，用线串联各种小物件。

第三，使用各种笔描绘各种线条及书写数字等。

第四，使用各种笔画画、涂色等。

第五，折叠纸张。

第六，拼、插、摆、放各种小型玩具。

第七，拧螺丝钉。

第八，使用橡皮泥制作各种手工。

提示与解析：

1. 不是每个项目都必须训练。这些项目都能训练孩子的精细动作，选择做哪项内容，可以根据实际情况和孩子的兴趣取舍。

2. 每个项目从开始训练到孩子娴熟掌握，需要的时间长度因人而异。

3. 训练中使用的材料和工具，有的具有一定的危险性，要特别注意孩子的安全。家庭训练中以简便易行为原则。

4. 孩子可能对其中某个活动很感兴趣，要注意轮换项目，不要使孩子陷入刻板重复。

5. 注意在训练中发展孩子的社会性。手工训练是孩子与成人的互动过程，在活动过程中应该贯彻语言和情绪交流，增强孩子的语言理解能力。尽量将手工活动和生活情景联系起来，增加训练的趣味性。

6. 形成作品以后，要保留孩子的作品。

生活中精细动作应用训练

训练目标：灵活应用双手解决生活中的问题。

训练过程：

1. 准备：给孩子创设手、眼、脑协调，应用工具动手解决问题的机会。

2. 活动过程：

第一，就餐时学习使用勺子。

第二，拾捡小物品。

第三，打开盒盖取物品。

第四，打开开关。

第五，脱掉（穿上）自己的袜子。

第六，将物品放入小口径的容器里。

第七，拧开螺旋的瓶子盖。

第八，穿有带的鞋。

第九，扣扣子。

第十，向容器里倒液体。

第十一，插上（打开）房门。

第十二，用钥匙开锁。

第十三,一页一页地翻书。

第十四，用绳子打结。

第十五，使用筷子。

第十六，打开有拉锁的包取东西。

第十七，正确使用水龙头。

第十八，打开易拉罐。

第十九，用剪刀剪开食品包装。

第二十，削铅笔。

提示与解析：

1. 每个孩子的强项和弱项不同，针对孩子的弱项训练。

2. 每个项目的学习需要遵照从简单到复杂的训练过程。

3. 不是孩子学会一项再学一项，可以同时进行，但是，一段时间要有主要目标。

4. 每个孩子学会一项技能需要的时间不同。如果在训练中遇到很大的困难，先回避，过一段时间再继续教，不要让孩子产生强烈的挫折感。

5. 精细动作训练最终是为了在生活中应用它解决问题，应用的效果是对孩子最好的强化。

6. 让孩子参与生活，在生活中解决问题，让孩子看到靠自己的能力达到目的，看到自己的能力和自我需要满足的关系，自己的能力和家人生活的关系。通过孩子为家人解决问题，可以培养孩子的自我效能感。

游戏活动中精细动作训练举例：剪纸

训练目标：训练手、眼、脑的协调能力。

器材：剪刀、纸、笔、尺子等。

安全警告：选择安全的儿童剪刀，铅笔尖要特别处理，避免伤害孩子。在活动过程中观察孩子的情绪变化，不要因为孩子情绪的变化出现意外。

训练过程：

1. 准备

认识各种材料。学会握剪刀，使剪刀自如开合。

2. 活动过程

第一步：学习左右手配合使用剪刀，随其意将纸张剪断。

第二步：在纸上按照间隔画出直线，让孩子沿线将纸剪断。

第三步：延长直线，长度为剪一次无法完成。

第四步：将直线变成曲线，让孩子按照曲线剪裁。

第五步：剪下独立的简单几何图形。从只有直线的图形开始，然后变化成有弧线的图形；从面积较大的图形开始，然后剪出面积较小的图形。

第六步：剪图形。画出水果、生活用品的图形，边缘清楚，让孩子剪下来。

第七步：让孩子剪任意图形。

提示与解析：

1. 活动的难度逐渐增加，从开始训练使用剪刀，到孩子能熟练使用剪刀，需要的时间因人而异。

2. 尽量增加活动的趣味性。比如，让孩子自己画出图形、自己涂色、自己剪，和有情节的故事联系起来，等等。

3. 注意活动中的社会性教育，尽量使用社会强化，培养孩子的坚持力、情绪控制能力。

4. 让孩子向别人展示自己的作品，欣赏孩子的作品，培养孩子的自信心。

> 特别提示：
>
> 第一，家庭生活中的动作训练包括两部分：一是家庭游戏形式的动作训练，比如绘图、连线、剪纸等；二是将游戏训练中获得的技能向解决生活中的问题迁移，这才是动作训练的终极目标。
>
> 第二，每项训练内容都有由易到难的梯度，家庭教育的优势是可以根据孩子的具体情况，有序地完成一种能力构建的完整过程。
>
> 对孤独症儿童的每一项智力训练，都应该按照这一规律回归到解决生活中问题的终点上去，使技能训练具有实用价值。让孩子在解决问题中提升社会认知能力，认识自我价值，提高自信心。

孤独症儿童注意力训练

改善孤独症儿童的注意力要走多长的路程呢？矫正畸形注意力是一场旷日持久的攻坚战。

几乎每个孤独症儿童都有注意力缺陷。一位父亲焦急地说："我的孩子快上学了，但是注意力极差，我准备集中先把孩子的注意力训练好，然后让孩子上学。"这个想法现实吗？

孤独症儿童到了上学的年龄，注意力障碍越发成了摆在老师和家长面前的一大难题。家长陪读的一个重要原因，就是因为孩子在课堂上没有有意注意，使得他们不能像其他学生那样接收老师的指令，不能坚持听课，不能完成作业。怎样训练孤独症儿童的注意力呢？

○ 脱缰的注意

注意分为无意注意和有意注意。有意注意指有一定目的，需要一定意志努力的注意，是一种积极主动的注意。任何智力活动都离不开注意的维持，没有有意注意，智力活动就无法进行。

注意有两大基本功能：其一，选择功能（也叫指向性）。注意，让人们选择有意义的、与当前活动一致的信息，同时排除无关的甚至起干扰作用的刺激，使人们的意识集中在认识对象上，这样，认识对象才能更加清晰。如果没有"注意"对信息、刺激的选择与取舍，那么人们的心理世界必将是一片混乱。其二，调节功能。在纷杂的信息、刺激中选择注意对象后，需要在一个注意对象上保持一段时间，持续注意才能有效地接受知识。持续注意是需要孩子主动调节来完成的，调节功能失效，就会造成孩子虽然选择了注意对象，但是很快又会远离应该注意的学习对象。

孤独症儿童的注意力障碍主要表现为有意注意特别困难。一方面，他们不能按照成人的要求进行选择性注意，注意具有明显的弥散性，长期处于无意注意状态；另一方面，当在要求下选择了注意对象以后，注意维持的时间极其短暂，有的孩子甚至转瞬即逝，注意特别容易受到外界因素的干扰而转移。

他们基本没有维持注意的自我调节和控制能力，即便在成人的监督下，持续注意依然十分困难。相反，在依照自己的"兴趣本能"选择的注意对象上，在自己喜欢的事物或者活动上，他们又极其专注，甚至陷入长久的沉迷状态，难以转移。引起孤独症儿童这种自发注意的，往往是来自身体内部的自我刺激，或是外界某一固定事物、现象，如旋转的轮子、一个普通的香皂盒，或者仿画一个固定的图标等。

总之，应该注意的不去注意，不该注意的反而特别注意，这是孤独症儿童特有的注意特点。

○ 培养注意能力的攻坚战

注意是建立在脑神经活动的生理基础之上的心理过程，当一个人对某一项事物产生注意时，就会在大脑皮层相应的区域产生一个兴奋中心，大脑的其他区域则处于相对抑制状态。这个兴奋中心是短暂的还是持久的，需要额叶区的控制机能进行维持和调节，只要这个兴奋中心不转移，人对这件事情的注意就不会分散。当需要人注意另外一件不同的事物时，脑皮层上的兴奋点就要转移到大脑相应的区域，建立一个新的兴奋中心，并继续按照设定的目的进行维持和控制。在认识活动中，大脑皮层中的兴奋点按照人的主观选择不断地进行转换、调节和控制，这就形成了注意的选择、转移、维持和稳定。

孤独症儿童一旦对某个事物产生注意之后，这个"注意选择"常常被畸形地固化下来，形成一种刻板化的注意，使脑的其他区域长时间地进入抑制状态。比如，一个孤独症孩子喜欢玩皮球，一旦对皮球产生了兴趣，就在大脑中相应的区域建立一个兴奋中心，这个兴奋中心可以长期不转移，整个大脑的其他区域处于抑制状态，孩子在行为上就表现出走路、吃饭、睡觉都要抱着球，除了关注球之外，再也不能注意其他事物，甚至对其他事物充耳不闻、视而不见。某种意义上说，自闭就产生了。

脑功能失调造成的孤独症注意异常，经过后天的康复训练是可以改善的。训练的基本思路是：让孩子从对原有的一个事物的固定注意中转移出来，用外力作用引导孩子注意一个新的事物，并且用成人的控制和调节帮助孩子维持对新事物的注意，通过成人和孩子的互动活动，让孩子在对新事物的注意中逐渐产生维持状态，经过长时间的积累，这种训练活动能够改善孩子的大脑功能失调，逐渐让孩子从一种畸形状态的注意转变成基本正常的注意。

另外，有意注意的发展本质上需要和孩子的社会性发展同步。

有意注意和孩子的思维理解能力有关。孤独症儿童兴趣畸形而狭窄，更有的孩子对任何事情都没有探索的兴趣，所以，靠认识活动内容和形式本身引起孩子的兴趣和注意，这是非常有限的。是否可以从期待认识活动结果的角度引起和维持孩子的有意注意呢？对部分孩子是可以的，对另外一部分孩子仍然相当困难，原因是，结果本身是间接的，孤独症儿童由于思维能力的局限，他们不能将认识活动过程和其结果进行有逻辑的连接，对结果没有期待，就无法形成对活动过程的主动控制。孤独症儿童长期处于低层次需要水平上，而认识活动的直接结果满足的是人们的高级社会性需要，没有社会性需要或社会性需要微弱的孩子，对认识活动的维持主要靠原始的物质强化，离开这种强化以后，注意仍然难以维持。

有意注意是人们主动调节和控制的结果，特别是当认知对象有一定的难度，当环境有一定的干扰的时候，有意注意需要人们主观意志的努力。孤独症儿童自我意识不发达，不明白为什么要坚持注意，因而也就难以做到自我控制、自我调节。

> 注意力是在具体的活动中应用、发展和提高起来的。比如，训练孩子的动作感知、观察能力、语言能力、思维能力的活动过程，同时都伴随着注意力的训练。不过，如果我们把目标定位在注意力的培养上，那就应该把认知结果放在第二位，把注意力训练作为首要任务。

○ 注意力训练举例

训练目标：培养孩子的有意注意。

训练过程：

第一，在要求孩子做事情的时候，坚持进行呼叫，训练孩子的"应答—

对视"反应。

第二，在孩子自我沉迷的时候"唤醒"孩子。

第三，在肢体动作训练中培养注意力，在手部精细动作训练同时培养注意力。

第四，在各种认识活动中培养孩子的注意力。

第五，在认识活动中，减少干扰孩子注意的各种因素。

第六，将注意时间长度分割成孩子容易完成的小段落，辅助孩子成功。

第七，让孩子的认识内容和认识过程形象化、趣味化、多样化、生活化。

第八，让孩子理解注意的意义，并通过实例让孩子体验不注意的实际危害。

第九，注意难以维持的时候，给予辅助。

第十，指令简单明确，不要过多重复，养成让孩子复述指令的习惯。

第十一，培养自我意识，提高孩子的自我调控能力。

提示与解析：

1. "呼叫—应答"训练的是孩子注意的选择性。

2. 在孩子过于专注和自我沉迷的时候"唤醒"孩子，主要是训练孩子注意内容的转换调节能力。

3. 孩子维持长时段的注意很困难，将一个长的时间段分割成若干短的时间段，完成短时段的注意训练后让孩子娱乐休息，然后进入下一个注意过程，这样，每一个短时段孩子都容易成功，再逐渐延长时间。

4. 让孩子理解不注意给自己造成的危害性后果，需要真实地让孩子体验，而不是用语言说明。比如，由于没有注意，指令没有听完，孩子不能完成指令，不能按照指令找到自己想要的食品等。

5. 过多的指令重复反而会造成孩子不注意，因为这次没有听到，成人还会继续重复，所以，指令要简洁、明确，减少重复。

6. 让孩子复述指令可以提高孩子听指令的注意力。

7. 注意能力的提高非一日之功，需要坚持，有的孩子注意力明显改善需要几年的时间。

孤独症儿童观察能力训练

为什么孤独症孩子不会寻找东西呢？在生活中训练，在生活中应用，孩子那双空洞的眼睛也能学会观察。

○ 孩子为什么不会找东西

日常生活中，我们会给孩子下达这样的指令："剪刀在卧室里，你帮我找到它。"听到这个指令以后，孤独症孩子也许会跑到卧室，但是，他们却不知道从哪里找起，于是，大多会浏览一下房间，然后报告妈妈："没有，没有！"有寻找意识的孩子，往往也不知道按照生活逻辑判断剪刀可能收放的地方，他们或者无序乱翻，或者不知所措，一旦寻找过程不顺利，就会立刻终止。

总之，如果不经过特别的训练，孤独症儿童完成这一简单的指令存在较大的困难。因为，完成这个简单的指令涵盖了几个基本要素：第一，孩子要理解任务要求，进行有目的的寻找；第二，按照常识判断剪刀可能存放的地点，按照一定的顺序去可能的地点寻找；第三，寻找和直接拿取有区别，寻找需要假设地点，然后一一排除，它要求孩子具备理解能力；第四，寻找一般是一个持续的过程。总的来看，解决这一生活中的问题，需要依靠孩子的观察能力，反过来，孤独症儿童在寻找物品时发生困难，和他们的观察能力差有很大的关系。

观察是根据一定的目的进行的有组织、有策略的持久的知觉，观察以感知为基础，但是它带有"思维的色彩"，观察是孩子了解客观世界的重要途径。良好的观察能力需要具有以下特点：明确的目的性、顺序性、条理性，善于发现事物的特征。

观察能力也是一种认识能力。人的智力缺陷之一就是观察能力低下，其表现是观察缺乏目的性、顺序性和条理性,观察过程不能持续。观察是比较、概括、思维推理的基础,所以观察能力的强弱直接影响人们的智力水平。

○ "练以致用"的观察力

观察能力的发展主要表现在观察的目的性、持续性、顺序性、条理性几方面。从这几方面看,如前所述,孤独症儿童观察能力存在严重的缺陷。

孤独症儿童对客观事物的认识受其动机、兴趣和注意力的限制,他们除了在某项事物上注意力高度集中和持续兴奋之外,对其他的事物往往视而不见。这就造成孤独症儿童的观察对象极其狭窄,在使他们兴奋的事物上,他们可以做到"明察秋毫",表现出超常的观察力,但是,在需要其观察的事物上,又表现出观察能力的极度欠缺。这一畸形的观察能力,成为孤独症儿童智力落后的原因之一。因而,培养孤独症儿童的观察能力,是智力开发的重要内容。

● 游戏中的观察能力训练举例 ————————

训练目标:培养孩子的观察记忆能力。

训练准备:

1. "李忠忧教学法多元智能学具"之"逻辑智能学具"。("李忠忧教学法多元智能学具"介绍见本章"链接"部分。)

2. 孩子认识学具底色和画面内容。

训练过程:

1. 将学具有规律地摆放在学具盒里,如"一、二行粉底色,三、四行黄底色"。让孩子观察并记住学具块底色摆放规律,再打乱,让孩子恢复刚才摆放的样子。

2. 在学具盒里将学具块底色有规律地摆放,如"四个角是粉底色,中间四个是黄底色,其余的是绿底色"。让孩子观察并记住学具块底色摆放规律，再打乱，让孩子恢复刚才摆放的样子。

3. 在学具盒里将学具块画面有规律地摆放，如第一排摆水果：苹果、桃子、香蕉、椰子，第二排对应摆果树：苹果树、桃树、香蕉树、椰子树。引导孩子观察并记住画面摆放规律，再打乱，让孩子恢复刚才摆放的样子。

提示与解析：

1. 观察记忆游戏的难易程度可以根据孩子的心理年龄调整。

2. 观察记忆能力的难度规律是：

● 需要观察记忆的对象越多越难，反之越容易。

● 需要记忆的对象之间有关联，把若干个记忆对象转化为信息组块进行观察记忆较容易。反之，观察对象之间越没有关联就越难。

● 如果孩子的能力较强，可以让孩子用语言讲自己观察的结果，说自己操作的规则。这样做是让孩子将观察过程表达出来，但有一定的难度。

3. 让孩子完成任务时，要明确观察的目的，提示孩子观察的顺序，给孩子提供观察的策略。孩子不能持续观察时，辅助孩子继续观察。

生活中的观察能力训练举例

训练目标：培养孩子对事物、人物、环境的观察能力。

训练准备：

1. 孩子熟悉的用品、食品，如糖果、学习用品、玩具等。

2. 孩子知道常用物品的常规存放地点，如剪刀放在抽屉里。

训练过程：

1. 找物品

第一，给孩子一个指令，让孩子在常规地点拿取到熟悉的物品。物品放在孩子的视线内。比如，把电视遥控器放在茶几上。

第二，给孩子一个指令，让孩子到常规地点拿取熟悉的物品。将物品用物遮盖，孩子需要移开遮盖物才能看到东西。比如，把茶几上的电视遥控器用书遮盖住。

第三，将孩子熟悉的物品放在固定空间的一类地方，给孩子一个指令，让孩子找到物品。比如，将剪刀放在卧室的抽屉里，但是哪个抽屉不固定，孩子必须有目的、有顺序、有策略地依次寻找才能找到。

第四，将食品放在固定的空间里，给孩子一个指令，让孩子寻找。比如，将糖果放在常规放置地点，让孩子寻找。

2．观察别人怎么做

第一，提示孩子观察别人在做什么，怎么做。比如，过马路时观察、模仿其他行人。

第二，在孩子观察的同时，给孩子同步讲解或示范。

第三，让孩子模仿别人的样子做出反应。

第四，让孩子理解模仿的意义，让孩子体验成功感。

提示与解析：

1．找东西的训练应该从易到难，从最简单的在常规的地方直接拿取开始。难度增加以后，要适时辅助孩子，让孩子能够找到。

2．需要告诉孩子找东西的策略方法，比如，该物品可能会放在哪里，按顺序找，找过的地方不能再找，要耐心地持续寻找。

3．寻找的生活用品应该具有实际意义，孩子找到以后，要用该物品解决问题，让孩子理解自己寻找的意义。

4．模仿的前提是观察，建立孩子的从众行为，让孩子观察、模仿的行为可以是动作，比如做体操；可以是社会行为，比如学习怎样排队，学习把果皮扔到垃圾箱里。

链接：

李忠忱教学法

"李忠忱教学法"（原名幼儿园多元智能教学法、幼儿园学具教学法），是中央教育科学研究所幼儿教育专家李忠忱在主持全国教育科学规划"八五""九五""十五"课题的实验研究中创建的多元智能教学方法体系。经全国20个地市、上千所幼儿园的实验教学，获得了显著的教育成效。

"多元智能学具"是李忠忱教学法中的重要课题成果之一，是实施多元智能教学的操作工具，包括"逻辑智能学具"（儿童智力学具）、"数理智能学具"（数学智能学具）、"空间智能学具"（创造智能学具）和《讲故事　学思维》故事绘本（6本）。儿童操作多元智能学具，能培养观察记忆、概括分类、判断推理、数学思维、语言运用、空间能力和交往合作等13种智能。

"逻辑智能学具"为彩色正方体和可以嵌入正方体的格子。16块正方体积木，每块6种底色，共96个画面。画面上有天上飞禽、林中走兽、水中游鱼、四季花卉、社会人物、古今建筑、日常用品等。画面内容具有多层次的类别关系和多种逻辑组合关系。通过画面的翻转、排列、组合，可以演变出上千种智力操作题目。在成人与孩子互动的过程中，既可以学习丰富的知识，又可以训练观察记忆能力、抽象概括能力、判断推理能力、空间想象能力、交往合作能力等。

"数理智能学具"由彩色正方体和红、黄、蓝、绿四种颜色的插接棒组成。正方体画面内容为实物图形、几何图形和数字序列。彩色正方体画面能够组合出多种数学思维题目。48根彩色插接棒能拼插各种几何图形、实物图形。数理智能学具能演变出数百种数学智力训练题目，是对幼儿进行数学逻辑思维能力和数学运算能力训练的工具。

"空间智能学具"由20块彩色几何插接板组成，插接板上每条边都带有插槽和插榫，可以用大小、颜色、形状不同的插接板拼插出各种几何图形和数百种实物图形。主要功能是训练幼儿的空间知觉能力和想象创造能力。

《讲故事　学思维》绘本共6册，有几十篇故事。篇幅短小、语言简练、情节集中、画面精美的故事中，蕴含了思维方式的训练。孩子在听故事、复述故事、理解故事的过程中，认识和评价故事中人物的思维方式，学会观点采择，学会站在他人的角度思考，促进孩子的社会性发展。

第 五 章

"贫瘠之上我耕耘"

——孤独症儿童的智力开发（下）

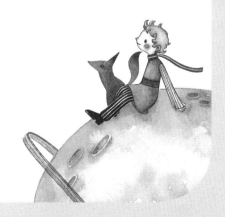

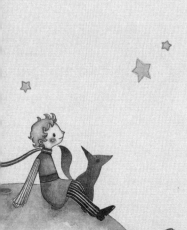

思维是孤独症儿童的智力卡点

为什么孤独症儿童的理解能力差？思维训练让孤独症儿童学会走进事物的联系网，远离自我中心的旋涡，学会站在他人的角度思考问题。

孤独症儿童说话、做事总是以自我为中心，不考虑对方的需要和感受。在知识学习中，他们的理解能力也和同龄孩子有很大的差距。计算能力很强的孩子，在解应用题上却出现了很大的困难；语文的学习中，拼音、识字似乎都能顺利过关，但只要遇到阅读理解和作文，他们就如同遇到了拦路虎……从表面看，这些是处事方式问题、语言理解问题、数学学习问题，而实际上是孩子的思维障碍问题。思维是智力的核心。孤独症儿童思维的培养主要有两个角度：第一，培养孩子思维的逻辑能力；第二，培养孩子的思维方式。

○ 追溯逻辑思维

思维是人脑对客观事物间接的、概括的反映。思维的基本特点是间接性、概括性。而思维最重要的作用是：它直接关系到人们解决问题的能力。

就思维形态来看，儿童最早的思维是依靠动作进行的，叫作直观行动思维。孩子是在对客体的感知中，在自己与客体相互作用的动作中，概括事物的共同属性和相互关系的，同时，他们也要用实际动作来解决问题。儿童的思维离不开感知，离不开动作；离开感知客体，离开具体行动，思维马上就停止或转移。由于这个特点，他们的思维和感知、行动是同步的，所以儿童思维的事物只在感知触及的范围内，只在动作中展开。因此，处于直观行动思维状态的孩子，难以计划自己的行动，也难以预见行动的后果。

让思维脱离动作而成为一种"心理"活动，需要向具体形象思维过渡。具体形象思维不是依靠动作，而是依靠事物的"对等替代物"——形象进行的思维。事物的具体形象和外部特征影响着孩子的思维。具体形象思维阶段，思维的工具不是抽象的概念，不是词语，而是与思考的内容有对等替代关系的具体形象，比如苹果的图片、妈妈的照片、滑冰的视频等。当然，词语和形象是密切联系的，起初，形象的作用大于词语，孩子所能理解的词语，往往都要有具体事物和经验作为支撑，离开了具体事物，离开了孩子的直接经验，孩子就不能理解词语。随着词语作用的增强，思维可以逐渐摆脱形象的束缚，词语可以成为独立的思维工具。形象思维在儿童思维中占主导地位。

抽象逻辑思维是思维的最高水平，它以语言为中介，通过概念、判断、推理的形式展开，它可以反映事物的本质属性和内在规律。它是用抽象的概念根据事物本身的逻辑关系进行的思维。学前晚期，儿童开始出现抽象逻辑思维的萌芽。

思维发展的顺序是：直观行动思维、具体形象思维、抽象逻辑思维。思维最显著的特点是概括性和间接性。

概括就是把事物的共同属性（本质的和非本质的）抽象出来以后加以综合，从而形成日常概念或科学概念。例如，各种植物的果实形状、颜色、味道不同，但是它们都长在植物上，内部有种子，通过概括把这两个基本属性综合起来，就形成了"果实"的概念。

概括是在抽象的基础上进行综合。概括和学习的迁移关系密切，概括是学习产生迁移的关键，孩子只有对自己的经验进行了概括，获得了一般原理，才能实现从一个学习情景到另一个学习情景的迁移，做到举一反三、闻一知十。概括分为多层次水平，儿童对于动物、家具、服装、水果、蔬菜等能够进行初级的经验概括，能够形成初级的概念。

有了概括能力，孩子才能给事物分类。分类就是按照一定的标准把事物分成组，分类的实质是认识事物之间的差别和联系。一般来说，只有概括出事物之间的共同属性之后，才能对事物进行分类。分类的重要性在于：首先，分类是人们认识周围事物的一种方式，它能够简化复杂的环境，为人们料理事物、理出事物的层次关系创造条件；其次，分类能简化人们的学习活动，对同一类事物，人们不需要一个一个地分别认知，不需要一个一个地从头学起。训练儿童分类是智力开发的重要内容之一。

思维的间接性主要体现在逻辑推理上。推理就是从一个或者几个已知条件得出一个新结论的思维过程。推理是思维的基本形式，人们具有的许多知识，特别是对事物本质的认识，必须经过推理才能得到，推理能使人们从已知的知识中推导出新的知识。推理能力的高低，是衡量一个人智力水平的重要标志。

推理有多种形式：归纳推理、演绎推理、类比推理。从许多个别事物中提炼出一个一般的规律，就是归纳推理。例如，铁是导电的，铜是导电的，铝是导电的……所有的金属都是导电的。演绎推理的典型形式即三段论推理，例如，所有的药都可以治病，阿司匹林是药，所以，阿司匹林也能治病。除此之外，演绎推理的另一类是直线关系推理，例如，小虎比小明高，小明比晶晶高，小虎也应该比晶晶高。类比推理是一种特殊形式的推理，它是从两组事物中，概括出一种同构对应关系，根据这种同构对应关系，推导出其中一组事物中未知的信息，例如，猫和鱼的关系，就像鸡和米的关系。三种推理，既可以进行专题训练，又可以结合日常生活中的常见问题进行训练。

○ 孤独症儿童逻辑思维发展的特点

孤独症儿童的理解能力差，主要是因为逻辑思维发展出现了障碍。所谓理解能力，是对事物之间内在关系的认识，理解能力实际上指的就是思维能力。思维跟不上，理解能力自然就差。如果我们要提高孩子的理解能力，就要提高孩子的思维能力，也就是提高孩子的概括能力和推理能力。

孤独症儿童思维的发展和正常儿童一样，先有直观行动思维，再发展到具体形象思维。五六岁以后，正常儿童的逻辑思维开始较快地发展起来，但是，孤独症儿童的思维发展停滞在直观行动思维和具体形象思维阶段，抽象逻辑思维出现得晚，发展得慢，且水平低。

根据这一特点，提高孤独症儿童的思维理解能力，我们一方面要尊重孤独症儿童的思维特点，充分地发展他们的直观动作思维和具体形象思维，这样才能让逻辑思维有充分的基础；另一方面不能消极等待逻辑思维的出现，在孩子直观动作思维和具体形象思维的培养过程中，循序渐进地训练孩子运用抽象符号——语言——进行逻辑思维。在孤独症儿童的知识学习过程中，让孩子充分运用感知、动作和形象的帮助来理解抽象的关系，是非常必要的。所以，孤独症儿童的学习首先是感知学习、动作学习、具体形象的学习，再逐步进入词语学习、概念学习。

孤独症儿童可以认识个别的事物，却难以理解事物之间的关系。一个玻璃杯和一个塑料杯，孩子可以分别说出它们的颜色、形状、材料、功能等，这不是难题，但是，说出它们之间的相同点和不同点就难了，因为这需要对两个事物进行观察比较，然后进行抽象概括，这就是思维过程。在看一幅图画的时候，孤独症儿童往往只能关注个别人物和个别事物，不能理解图画中人物之间的关系，不能把握整个画面的内容。孤独症儿童听故事困难也是因为不能理解故事中情节发展的因果关系，他们能理解个别的字句、个别的情节、个别的行为，却不理解事情的前因后果。

○ 孤独症儿童的知识教育与逻辑思维训练

逻辑思维有形式，这种思维形式就是概念、判断和推理；逻辑思维还有内容，各种自然和社会知识就是思维的内容。知识学习是思维训练的载体，不能离开具体知识单纯训练思维。教知识和练思维两者不可分割，正确的做法是：在教知识的过程中训练思维，在思维培养过程中学习知识。

每个家长都有教知识的意识，但是，对应该教孤独症儿童什么知识，怎样教这些知识，特别是如何在教知识的过程中进行思维训练等问题却没有清晰的思路。

应该教授孤独症儿童哪些知识呢？所授知识可以分为自然常识与社会常识两大类。

自然常识与思维培养举例

动物常识：知道动物的名称、外形特征、生活习性，了解动物与人的关系等。

例如：认识哺乳动物、鸟类、鱼类、爬行动物、两栖动物、昆虫，比较这几大类动物外形的区别，比较这几类动物生活习性的区别，概括这些动物的共性联系。

植物知识：知道植物的名称、外观特征、生长习性，了解植物与人的关系等。

植物的科学分类比较复杂，对孤独症儿童来说，应按照日常概念认识植物的类别。认识种子植物的类别，如花卉、蔬菜、水果、乔木、灌木、粮食作物等，比较这几大类植物的外形区别，比较生长习性的区别，概括这些植物的共性联系。理解植物的生长与阳光、温度、水分、土壤的关系。

地理常识：知道主要的地形、地貌的名称、特点、物产分布，了解地形、地貌与人类生活的关系。

例如：认识并比较山峰、山谷、平原、河流、湖泊、大海、森林、草原、农田、沙漠等地貌特征的相同与不同，概括每一类地貌的共性。

天文气象：知道春夏秋冬的季节命名，知道每个季节气候的特点，了解每个季节和动物活动、植物生长、人类生活的关系。

例如：比较春天、秋天、冬天植物生长变化的特点，人们在不同的季节穿衣、饮食、外出活动的变化特点。了解下雨、下雪、刮风、打雷、闪电等自然现象的特点，了解这些现象和人们生活的关系。了解太阳、月亮、星星的名称和它们运行的特点，如日出、日落的运行，月圆、月缺的变化及原因等。

生物常识：知道人的四肢、五官的特点和功能，了解各类食品的颜色、味道和营养的基本特点，理解食物和健康的关系。简单理解感冒发热、肠胃疾病、营养不良等常见疾病与不良生活习惯的关系，了解简单疾病的治疗常识，比如出现高热症状时需用退热药等。

物理常识：认识生活中常见的物品，了解金属制品、木材制品、玻璃制品、塑料制品、皮革制品、纺织品、陶瓷制品等日常用品的材料特性。知道材料与日常衣食住行的关系，如木材可以制作家具，玻璃可以用作房屋的门窗等。了解水的特性、用处，火的特性、用处，了解磁铁的性能，知道它们和生活的关系。

社会常识与思维培养举例

社会成员：认识教师、学生、解放军、交通警察、演员、工人、农民、售货员、公交司机、医生、快递员等主要社会成员。知道这些成员的工作场所、工作对象、使用的工具等，会比较这些社会成员之间的相同与不同，会概括一类社会成员的共性特点，并能够把每一类社会成员与自己的生活联系起来。

例如：医生在医院里，用听诊器给病人看病；医生和教师的不同点是什么，相同点是什么；医生和自己有什么关系；等等。

社会场所：认识幼儿园、学校、工厂、医院、餐厅、商店、公园、电影院、书店、公共卫生间、超市、农贸市场等常见的社会生活场所。知道这些场所的环境、建筑、规则的特点，知道这些场所和自己生活的关系，知道这些公共场所的行为规范。

社会活动：知道乘车、购物、看病、就餐、上班、上学、游戏、做客、逛公园、外出旅游、观看比赛、休闲娱乐、过节、过生日等常见的社会活动。知道这些活动的原因、目的、过程、活动的场所、活动的规范等，知道自己和这些活动的关系。

生活常识：认识交通工具、通信工具、建筑物、洗漱用品、家用电器、娱乐工具、服装鞋帽、餐具、茶具、家具、文具、书籍、玩具等生活中常见和常用的物品，会按照功能和用处对它们进行简单的分类，知道它们的功能、用处和使用方法。

这里列出了孤独症儿童知识教育的大致内容，可以按照这个思路拓展内容。知识内容没有设定年龄限制，需要根据每个孩子的具体情况因人施教。每一个知识点的学习都可以设计成由浅入深的不同难度层次，对于一个知识点，可以在孩子的不同年龄阶段提出不同难度的教学要求。

需要注意的是，教知识要和培养比较、概括及推理能力同步并行，在教知识的过程中培养思维能力，在思维线上让孩子学知识。切忌把教知识和培养思维能力割裂开来。

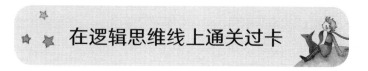

在逻辑思维线上通关过卡

比较、概括、推理，这是逻辑思维的重要环节。怎样在日常生活中，在知识学习的过程中，帮助孤独症孩子迈过逻辑思维上的卡点呢？

○ 概括能力培养举例

这是交通工具

训练目标：通过认识常见的交通工具，培养孩子的比较概括能力。

使用材料：各种交通工具的图片、画册。

训练过程：

第一步：让孩子观察不同颜色、不同款式的轿车，概括出轿车的共同点，形成"轿车"的概念。

第二步：让孩子观察轿车、面包车、卡车等各类汽车的共同特点，形成"汽车"的概念。

第三步：让孩子观察自行车、摩托车、汽车、火车，比较它们的形状、大小，找不同点和相同点，例如，它们运行的场所是相同的，都叫"陆地交通工具"。

第四步：让孩子观察大轮船、小帆船、摩托艇等，比较它们的大小、形状等，找不同点和相同点。例如，它们都在水上行驶，引导孩子概括出它们都是"水上交通工具"。

第五步：让孩子观察各种各样的飞机，它们的大小不同、形状不同，但是它们都是在空中飞行，所以叫作"空中交通工具"。

第六步：让孩子理解水上交通工具、陆地交通工具、空中交通工具虽然运行的场所不同，但是都能把人和物从一个地方运送到另一个地方，都叫"交通工具"。

提示与解析：

1. 孩子在观察、比较的基础上才能形成概括。让孩子进行比较的可以是事物的相同点，也可以是不同点。要想概括出事物的共同特点，孩子需要排除不同点的干扰。

2. 概括层次越低，概括起来越容易；概括层次越高，概括起来越难。比如，将各种小轿车概括为轿车比较容易，而把飞机、火车、汽车概括为交通工具就比较难。

3. 可以在日常生活中通过对实物的观察、比较，训练孩子的抽象概括能力，也可以使用图片训练。

4. 可以用相同的方法教孩子大量日常概念，比如，将苹果、葡萄、桃子等概括为水果，将水果、蔬菜、花卉等概括为植物，等等。

○ 演绎推理能力培养举例

漂浮和沉底

　　训练目标：了解不同材料制品在水中漂浮与沉底的现象，训练思维推理能力。

　　使用材料：各种塑料玩具、木制积木、金属小物品等。

　　训练过程：

　　第一步：让孩子将积木放入水中，观察积木在水面的漂浮现象，同时告诉孩子"积木在水面上漂浮"。再依次放入其他木制品，让孩子观察木制品在水面上的漂浮现象。

　　第二步：让孩子将金属勺放入水中，观察勺子沉入水底的现象，告诉孩子"勺子沉底了"。再依次放入其他金属制品，让孩子观察金属制品沉入水底的现象。

　　第三步：帮助孩子归纳，"木头做的东西会漂浮在水面，金属做的东西会沉入水底"。

　　第四步：给孩子木制品和金属制品，在孩子投入水里之前让孩子猜一猜某种物品是漂浮还是沉底，然后让孩子将物品放入水中验证，最后归纳总结。

　　第五步：巩固以上步骤以后，用塑料制品和玻璃制品重复测试。

　　第六步：给孩子若干木制品、金属制品、塑料制品、玻璃制品等，让孩子放入水中观察哪些漂浮、哪些沉底。

　　提示与解析：

　　1.这是推理能力训练。过程分为三步：先从感性认识开始，让孩子通过观察不同材料的物品在水中的不同现象，抽象出共性的东西，即木制品、塑料制品会在水面漂浮，金属和玻璃制品会沉入水底；然后给孩子不同材料的制品，根据共性原理，让孩子判断不同的物品放入水中以后的现象；最后，让孩子验证自己的判断。

2. 一般而言，这是孩子感兴趣的活动，可以在孩子洗手、洗澡的时候进行。

3. 在孩子理解有限的情况下，主要通过动手操作，而不是语言解释让孩子理解这个道理。在孩子观察到漂浮与沉底现象的时候，要突出告诉他"漂浮""沉底"，不要用长的句子。

4. 生活中的小物件只要没有危险都可以让孩子试验。比如塑料玩具、硬币、金属笔、筷子、玻璃球、螺丝帽等，都可以试验，但是要特别注意安全性。

5. 给孩子创造机会，用浮力的知识解决一个实际问题。在生活中寻找机会，理解漂浮与沉底现象，比如漂浮的船。

○ 类比推理能力培养举例

家具和沙发

训练目标：培养类比推理能力。

训练准备："李忠忱教学法多元智能学具"之"逻辑智能学具"。

训练过程：

1. 种属关系类比推理

第一步：让孩子摆出家用电器、家具、餐具、服装四个画面，然后家长在电器画面下放上电视机画面，让孩子想一想："家用电器和电视机的关系，就像家具和什么的关系？家具画面下应该放什么画面？"启发孩子放上沙发的画面。

第二步：让孩子想一想："家具和沙发的关系，就像餐具和什么的关系？"请孩子选出一个画面，配在餐具画面下。

第三步：问孩子："餐具和碗的关系，就像服装和什么的关系？"请孩子在服装画面下配上一个相应的画面。

2. 场所关系类比推理

第一步：让孩子摆出火车、汽车、轮船、飞机四个画面，然后家长在火车画面下配上铁路画面，问孩子："火车和铁路的关系，就像汽车和什么的关系？"请孩子从公路、天空、大海三个画面中选出一个配在汽车画面下。

第二步：问孩子："火车和铁路的关系，就像轮船和什么的关系？"请孩子选出一个画面配在轮船画面下。

第三步：问孩子："轮船和大海的关系，就像飞机和什么的关系？"请孩子在飞机画面下配上一个相应的画面。

提示与解析：

1. 这是类比推理能力训练。儿童智力学具中类比推理的种类有因果关系类比推理，功用关系类比推理，相反关系类比推理，整体和部分关系类比推理，季节和生长关系类比推理，等等。

2. 除此之外，还可以将类比推理的内容迁移到生活中，迁移到画面内容以外，比如，教师和学生的关系，就像医生和病人的关系等。

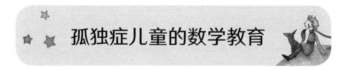

孤独症儿童的数学教育

没有没有思维的数学教育，教数学不等于教计算技能。数学是思维的体操，孤独症儿童怎样才能学会这节思维体操呢？

○ **数学教的是关系**

学前儿童可以唱数到 100，甚至可以把 20 以内加减法的得数背下来，但是，这并不能说明孩子真正懂得了数，也不能说明孩子学会了加减法。什么是数学能力？教孩子学数学都应该教什么，应该怎样教？不知道这些问题的答案，在数学教育上就如同盲人瞎马，事倍功半。

我们看到的数字、算式，只是数学的表达符号，数学学习不是机械地记忆这些符号和算式，数学学习的实质是对数字符号和算式意义的理解。数学是一种形、数统一的逻辑体系，教数学实际上是教孩子理解数量与数量的关系、数量与形状的关系、形状与形状的关系。从这个意义上说，学习数学，就是对这些抽象"关系"的理解和运用，这才是数学能力的核心。早期数学启蒙教育的核心目标是培养孩子的数学思维能力，主要包括以下内容。

第一，类包含的逻辑观念。

理解加减法算式，孩子必须理解数的类包含关系，否则，不论算式的数字有多大，无论算式书写得多么标准，在孩子的头脑中，都没有真正形成数学能力。

给孩子8个物体，让孩子数一数，当孩子能理解"8"表示的是这些物体的总数，而不是表示最后一个物体时，表明孩子在观念上把所数过的8个物体看成了一个集合。孩子数到的第8个物体，代表了数过的所有物体，孩子在外部动作和心理上，把8个物体化成了一个集合，这就是类包含逻辑观念的起步。

类包含关系是在简单分类活动中形成的。8是一个集合，8包含了8个1，8包含了1和7，8包含了2和6……8是整体，8个1的每一个1，1和7，2和6都是组成8的部分，8可以分成若干相等或不相等的部分，每一部分都包含在8这个整体中；任何一个部分都小于整体，整体大于任何一个部分；各部分的和等于整体。这就是数量包含和互逆的关系。孩子还要理解部分位置的变化并不影响整体，理解当把整体分为两个部分的时候，部分与部分之间存在着此增彼减的关系。理解了类包含的关系，加减法的运算才真正有了基础。当然，在数学能力中，也包括数学知识和计算技能，数学启蒙教育应该是在培养孩子数学思维能力的基础上学习计算。

第二，"一一对应，确定等量"的逻辑观念。

"一一对应"有两个功能：一是通过一一对应，让孩子理解数的抽象性；

二是学会运用逻辑推导的方法判断事物的数量。

如果两组物体能够一对一呈现为对应关系，这两组物体的数量就相等。这两组物体的各种物理属性可以不同，但数量是相等的，在数的比较中，把物理属性抽象掉，让孩子理解数和物理属性没有关系。在教孩子理解一一对应关系时，要先找物理属性差别小的物品对应，比如一行苹果和一行鸭梨的对应，然后再找物理属性差别大的物品对应，比如一行苹果对应一行筷子，这样循序渐进，有利于孩子对数的抽象性的理解。

判断事物数量的多少，有三种方法：一是量的直观判断，二是点数计算，三是逻辑推导。一个盘子里有 5 个苹果，另一个盘子里有 2 个苹果，让孩子判断哪个多，这就是量的直观判断。直观判断必须数量差异明显，在数量差异不明显的情况下，就需要用点数计算的方法。还有逻辑推导，比如，一个班级有 30 个学生参加考试，老师发给每个学生一张试卷，还剩下一张，如果这个时候问老师："你刚才领来的卷子是多少张？"老师并不需要通过点数，马上就可以答出："31 张。"这就是一一对应的方法。逻辑推导是孩子在数学起步时学习的一种判断数量的方法，如果要培养这种数学思维能力，应该将 8 对以上的物体进行一一对应，在孩子数不过来的时候，要引导孩子使用逻辑推导。

第三，序列结构的逻辑观念。

给自然数排序，起源于给一组物体按某种物理特征排序的操作，如长短、高矮、粗细等特点。排列顺序建立在比较的基础上，比较就要使客体彼此发生关系。例如，让孩子将 8 根长短不同的棒从短到长排列，如果孩子先拿出两根进行比较，找出长的和短的，再拿出另外两根比较，再从中找出长棒和短棒，虽然每两根都是从短到长排列的，但 8 根棒却没有在整体上形成一个序列。如果孩子能从 8 根棒中先找出最短的一根，然后在剩下的 7 根棒中找出最短的一根，最后逐渐构成一个从短到长的序列，那么就反映出孩子懂得了每一根木棒的长短都是与总体相比较的，而且懂得每一根木棒都比前一根长、比后一根短。一旦在头脑中建立了这种序列结构，孩子就可以理解自然数的顺序和相邻数的关系。

第四，数目守恒的逻辑观念。

两个同样粗细的水杯中的水位线同样高时，孩子认为两杯水一样多，把其中一杯水倒入一个细高的杯子里，水位线升高了，孩子认为这个杯子里的水就多了。孩子注意到了水位线的高度，而没有考虑杯子变细了，他们不能理解水位线增高和杯子变细之间互相补偿的关系。孩子不能在头脑中把细杯子里的水倒回原来的杯子中，不能恢复原状，就出现了不守恒现象。

建立守恒的逻辑观念，有三个要点：

1. 注意到事物两个维度的变化。

2. 能将两个维度进行互补思考。

3. 在头脑中能将操作的动作逆回去。

守恒包括数目守恒、长度守恒、容积守恒、体积守恒、面积守恒等。守恒能力的形成是一个渐变的过程，一般是数目守恒、长度守恒在先，体积守恒、容积守恒较晚。

在我国心理学理论中，数学智能除了上述内容外，还包括空间能力。空间能力包括空间知觉能力和空间想象能力。空间知觉能力包括：大小知觉、距离知觉、形状知觉、方位知觉、深度知觉。我们通常教孩子认识大小、远近，认识各种形状，认识上下左右等，就是对孩子空间能力的训练。形状知觉是空间知觉中的主要部分，包括对平面图形和立体图形的知觉分析能力、对形状与数量关系的理解能力。

以上几方面是儿童数学逻辑能力的关键，也是数学启蒙教育的主要内容。怎样培养数学逻辑能力呢？需要有科学的策略和方法。数学思维能力从何而来呢？儿童的数学思维能力起源于儿童对物品的动手操作，所以，在数学教育中，要避免用教计算代替培养数学思维，要避免在画册上教数学，要避免用死记硬背的办法教数学。

正确的做法是：

第一，在培养思维中教计算。

第二，在动手操作中教数学。

第三，在生活应用中教关系。

○ 孤独症儿童数学启蒙教育的几点建议

孤独症儿童数学能力的发展与正常儿童相比明显滞后，差距显著，为什么？主要是因为数学高度抽象，恰恰大多数孤独症儿童的抽象概括能力、逻辑推导能力显著滞后，制约了孤独症儿童数学能力的发展。数学的学习离不开动作，离不开孩子对物体的操作，但是，这种操作不是孩子的自发行为，而是在成人指导下的有目的的自觉操作，因为孤独症儿童受动机缺失、注意力障碍的影响，基本上不能与成人进行有效的配合学习。没有了对物品的自觉操作活动，也就没有了孤独症儿童数学能力形成的物质基础，孩子的数学思维从学前启蒙阶段就与正常儿童产生了差距，这种差距以后会越来越大，很多在普通小学中高年级就读的孤独症孩子，数学思维能力仍然处于学前水平。

与正常儿童相比，孤独症儿童数学启蒙教育尤其需要注意方法。

第一，数学教育应该注重数学思维能力的培养。家长需正确理解什么是数学能力，在培养孩子数学思维能力上下功夫。通过生活常识的教育，对孩子的比较、抽象、概括、推理能力进行训练，为孩子学习数学打好基础。

第二，孤独症儿童擅长记忆，擅长学习有简单规则的内容，对于变化的东西、看起来无规则的内容，他们学习起来没有自信，会产生一种本能的抵触，但是，孤独症儿童在早期学习中会有一种"悟性"，这种悟性对孩子数学逻辑观念的形成有着积极的作用。数学中的逻辑关系是有规则可循的，而且抽象的关系是可以转化成具体形象的操作来展现的，在孩子自己的反复操作中，可以"悟"出其中的规则、规律，一旦掌握了规律，孩子会表现出一定的迁移能力，不过，让孩子进行操作的量要足够。另外，在一种逻辑关系的理解没有突破、没有巩固的时候，不宜让孩子学习新内容。

第三，将学习过程分解成细小的环节，一个环节、一个环节地突破。比如，让孩子形成类包含的逻辑观念，学习数的分解与组合，先要让孩子理解"分"与"合"这两个词的意思。虽然是数学学习，但语言和动作要同时并教、并用。要注意语言的简练，语言和动作要准确对应，例如理解"将一组物品分成两部分"，"分"的动作和语言同时发生，理解"分"的同时，教"合"也要用动作和语言表示。理解了"分"与"合"的意思，再学习具体数的分解与组合。动作和语言的结合，是孩子以后离开动作，理解"数"量关系的基础。

第四，如上所述，相较正常儿童，孤独症儿童学习数学更应该强调动手操作，在操作活动中不宜经常使用相同的材料，需要适时地、有意识地更换操作材料，以便孩子形成抽象概括的概念，并继续泛化迁移。

第五，孤独症儿童的数学学习应该更注重生活化，将数学寓于生活当中，最好能够给孩子应用数学解决问题创造机会。使用孩子的食品、玩具、家庭常用物品等作为学习材料，在日常用品不能满足学习需要时，使用具有教育功能的教具。

○ 孤独症儿童数学逻辑能力训练举例

● 手口如一点数物体

训练目标：点数物品，点数以后说出总数，理解基数原则。

使用材料：日常生活中可以用来让孩子点数的物品、食品、玩具等。

训练过程：

第一步：在桌面上摆 5 块积木，让孩子将积木块拿到盘子里，每拿一块说出一个数字，一定要手口如一地点数，孩子能数几块就拿几块，数完以后让孩子说出盘子里积木的总数。

第二步：将积木排列在桌子上，让孩子从左到右用手指点数积木块，每点一块说出一个数字，一定要手口如一地点数，孩子能数几块就数到几块。数完以后把数过的积木拿出来，说出总数。

第三步：将积木块按照顺序排列好，让孩子从左往右按顺序用手点数，数完以后说出总数。再按照从右向左的顺序点数，数完以后说出总数。同理，可以从上到下数，也可以从下到上数，让孩子理解顺序不影响总数的道理。

第四步：将积木块无规则堆放，让孩子自己确定顺序点数，说出数过部分的数目。

提示与解析：

1. 手口如一地点数后说出总数，这一活动首先是让孩子理解数的实际意义，其次是让孩子把数过的东西在心理上划成一个集合。这就是集合概念形成的第一步，也是类包含的逻辑观念的起步。

2. 点数的量从多少开始，视孩子的程度而定。一般从 3 开始，先数到 5，如果 5 能通过，再数到 10。点数的重点是理解数过的部分不能重新数，最后一个点数的数代表总体的数量。

3. 重点是理解点数的意义，抽象出数的概念，不必追求点数数量的多少。

4. 变化训练材料，使孩子理解数的抽象性。可以点数的除了实物以外，还有其他可以被感知的有清晰界限的东西，如声音响了几下，拍了几下手等。

理解数的分解组合

训练目标：学习 10 以内数的分解组合。

训练准备："李忠忱教学法多元智能学具"之"数理智能学具"。

训练过程：

第一步：给孩子 6 根颜色相同的插接棒和两个不同的容器，比如两个盒子。先让孩子点数插接棒的数目，然后让孩子把 6 根棒分别放在两个盒子里。再让孩子点数每个盒子里的插接棒数目。告诉孩子："6 分成了 × 和 ×。"

第二步：让孩子将两个盒子里的插接棒取出来，放在一起，再让孩子点数，告诉孩子："× 和 × 合起来就是 6。"让孩子反复重复这一步。

第三步：让孩子将6根插接棒分成两组，分别放在两个盒子里，让孩子点数每个盒子里的插接棒数目。然后让孩子把两个盒子里的插接棒交换位置，再确认总数目。让孩子理解两个盒子里的插接棒交换位置后总数不变。

第四步：让孩子将6根棒分成两组，分别放在两个盒子里，让孩子点数每一个盒子里的数目。让孩子从其中一个盒子里拿出一根插接棒，放入另一个盒子里，然后再让孩子点数，看看有什么变化。让孩子理解这个盒子里增加一个，那个盒子里就会减少一个，但总数不变。

提示与解析：

1. 分解组合是加减运算的基础。可以让孩子逐次将10以内的数目进行分解组合练习，通过动作操作，让孩子理解数的类包含的逻辑关系。

2. 充分操作实物和理解数的实际意义以后，将数字与实物的数目进行对应。

3. 千万不可以用数字的分解组合代替实物操作中理解类包含逻辑关系训练。

数目守恒能力的训练

训练目标：运用插接棒训练数目守恒的逻辑观念。

训练准备："李忠忱教学法多元智能学具"之"数理智能学具"。

训练过程：

第一步：让孩子将红棒和绿棒各8根，摆成上、下两行，一一对应。引导孩子利用一一对应的逻辑关系，判断红棒和绿棒一样多。

第二步：第一行插接棒不动，让孩子只改变下面一行插接棒的间距，使其间距变密。

第三步：让孩子观察第二行插接棒两个方面的变化，即第二行棒与棒之间的距离缩小了，行的长度也变短。引导孩子思考并回答"红棒和绿棒是否一样多"。

第四步：让孩子将第二行插接棒恢复原状，注意与第一行的插接棒——对应摆放，让孩子观察并回答"红棒和绿棒是否一样多"。

第五步：给孩子总结，即第二行插接棒之间的距离变小了，行的长度也变短了，好像少了一样，其实棒的数量没有增加，也没有减少，还和第一行的插接棒数量一样多。

提示与解析：

1. 数目守恒的前提是孩子必须学会用"——对应"的方法来确定等量。

2. 可以将其中的任何一行改变长度，可以缩短棒与棒之间的距离，也可以拉大棒与棒之间的距离。让孩子比较变化的一行和没有变化的一行，注意每根棒之间的距离和总长度两个维度的变化。

3. 让孩子将变化的一行恢复原状，这个过程需要反复多次练习，才能帮助孩子理解棒与棒之间的距离变大或缩小不影响棒的总数。

4. 迁移，用各种材料做数目守恒训练。

序列结构的逻辑能力训练

训练目标：培养孩子序列结构的逻辑能力。

训练准备："李忠忱教学法多元智能学具"之"数理智能学具"。

训练过程：

1. 按照序数指令操作学具。

第一步：给孩子下达指令，如把第一行第一个格子中的积木拿出来。引导孩子按照指令操作。依此类推，可以让孩子按任意顺序拿取积木。

第二步：在桌子上将积木块排成一行，让孩子回答"第三个是什么颜色"。也可以让孩子回答画面的内容，比如"第三块是什么动物"。

第三步：给孩子下达指令，"把老虎排在第一个，××排在第二个……"让孩子按照指定的顺序排列动物画面。

第四步：在桌子上将积木排列成一行，拿一块积木，给孩子下达指令，"把这块积木排在队伍里，让它排在第五个"。让孩子按照指令操作。

2. 排列彩色插接棒。

第一步：让孩子拿出两根一样长的插接棒，比较以后，告诉孩子"两根棒一样长"。

第二步：让孩子将其中的一根棒续插一根，插完以后让孩子比较两根棒的长度，按照从左到右、从短到长排列。

第三步：让孩子插接第三根棒，要求比第二根长。依此类推。

第四步：让孩子按照长短给插接棒排序。

3. 自然数序列。

第一步：让孩子拿出一根插接棒，在下面放上数字"1"。将两根插接棒插接起来，在下面放上数字"2"，让孩子理解"2"比"1"多。依此类推，插出6根棒，下面放上数字"6"，数字和插接棒对应好。

第二步：从中找出由3根棒组成的彩色插接棒，让孩子找出"3"的相邻数。依此类推，可以找"2"到"6"的相邻数。

第三步：让孩子找出"6"的相邻数是"5"和"7"，让孩子插出"7"，排在"6"的后面。

第四步：让孩子理解前面的比后面的少一个，后面的比前面的多一个。比一个数多一个和少一个的数就是这个数的相邻数。

提示与解析：

1. 在数的序列中，理解"2"包含"1"，"3"包含"2"是个难点。序列结构的学习需要特别设计的能实现此教育功能的教具。

2. 序列结构的建立过程特别要注意通过动手操作。

训练目标：在日常生活中训练孩子的空间知觉能力。

使用材料：各种食品、玩具和生活用品。

训练过程：

1. 准备：认识生活用品、玩具或食品等材料。

2. 活动过程

(1) 比较"宽窄"

第一步：带领孩子在宽阔的马路上行走，告诉孩子"大马路宽"；选择狭长街道，告诉孩子"街道（胡同）窄"。

第二步：带领孩子去明亮、宽阔的大厅和狭窄的楼道，比较空间的宽和窄。

第三步：将纸裁剪成宽度不同的纸条，让孩子比较宽和窄。

第四步：将"宽"和"窄"拓展为"宽阔"和"狭窄"。

(2) 认识上下

第一步：将孩子置于桌子上，让孩子感觉自己和桌面的关系，同时告诉孩子"××在桌子的上面"。将孩子置于桌子的下面，让孩子感觉自己和桌面的关系，告诉孩子"××在桌子的下面"。

第二步：让孩子将苹果放在桌子的上面，凳子放在桌子的下面。让孩子回答桌子的上面有什么、下面有什么。

第三步：迁移，即用其他桌子教孩子识别上下。用形状、功能不同的家具让孩子识别上下。

第四步：用具有明确空间层次的家具，比如书架、有隔板的柜子等，教孩子认识处于上下之间的位置，学习"中间"的概念。

第五步：将上下的概念迁移至具有上下方位的所有物体上。

第六步：用多层道具教孩子认识"最上面"和"最下面"。

第七步：在生活中让孩子应用上、中、下的概念。比如，将孩子最喜欢的东西放在格子的中间（最上面等），给孩子下达指令，让孩子确定方位，找到自己喜欢的东西。

（3）认识里外

第一步：准备一个可以容纳孩子身体的箱子，将孩子置于箱子的里面，告诉孩子"××在箱子的里面"。依此类推，学习外面。

第二步：利用相似的情景，让孩子认识"里"和"外"。比如，告诉孩子"现在我在屋子的里面""现在我在屋子的外面"。

第三步：结合情景，让孩子认识"谁在里面""谁在外面""里面有什么""外面有什么"。

第四步：让孩子"将××放在××的里面（外面）"。

第五步：将"里""外"泛化到不同事物。比如，包子的里面有馅，脚在袜子里面，书包里有书，等等。从空间概念的"里外"，进一步向更广意义上的"里外"泛化。比如，书里有故事，家里有三口人，眼睛里有眼泪，等等。

提示与解析：

1. 可以进行比较的维度很多，比如，常见的比较维度还有大小比较、高矮比较、长短比较等。

2. 难点在理解相对性的道理。比如"大"和"小"，因为比较的对象不同，原来"大"的东西，可以变成"小"，相反也是如此。其他空间概念也具有相同道理，比如远和近、高和矮、上和下等。

3. 儿童的认知活动需要从动作开始，孩子需要在感知自己的身体与物体的关系变化中学习方位，要通过动作学习，不能一开始就让孩子通过书本学习空间概念。

○ 孤独症儿童学前数理智能培养主要参考内容

数理智能启蒙阶段

数量关系部分：

1. 能认识"一"和"许多"。

2．在量的直观判断水平上，认识"多"和"少"，认识"一样多"。

3．能手口如一地点数数目为5以内的物品，数完说出总数，理解基数原则。

4．练习5以内按数取物。

5．将物体一一对应地排列，理解一一对应、数量相等的逻辑观念。

6．学习5以内数的次序，理解序数原则。

空间关系部分：

1．方位知觉：认识里外、上下、前后。

2．形状知觉：认识大小、高矮、长短、粗线、薄厚。初步认识长方形、正方形、圆形、三角形。

3．距离知觉：认识远近、深浅、快慢。

数理智能提升阶段

数量关系部分：

1．能够手口对应地点数至10，点数后说出总数，理解基数原则。

2．能够按照大小、长短排序，形成序列结构的逻辑观念。

3．能认识10以内数字的顺序和相邻数。

4．在10以内进行数的分解组合，能理解整体大于部分，部分包含在整体之中，理解整体分为两个部分时，部分与部分此增彼减、互为补充的逻辑关系。

5．在一一对应中，运用逻辑判断的方式，判断两组物体的"多""少""一样多"。

6．认识1～10的数字符号。

空间关系部分：

1．方位知觉：以自己身体为中心认识左右，以客体为中心判断左右。

2. 形状知觉：掌握长方形、正方形、三角形、圆形、梯形五种几何图形的形状特征，知道三角形有三条边，四边形有四条边。会给图形分类。初步认识长方体、正方体、圆柱体、球体。

3. 距离知觉：理解近处物体显大，远处物体显小的空间关系。

数理智能入学准备阶段

数量关系部分：

1. 能按照物体的长短、高矮、大小和数量的多少排序。

2. 20 以内数的分解、组合，能在直观形象的水平上进行 20 以内的加减法运算，理解整体分为两个部分时，部分与部分此增彼减的互补关系。

3. 理解整体分为两个部分时，两个部分位置的互换不影响总数。理解加法交换律。

4. 能认识奇数与偶数的基本特征和排列顺序。

5. 理解加法算式中整体和部分的关系。

6. 理解减法算式中整体和部分的关系。

7. 形成数目守恒、长度守恒的逻辑观念。

8. 会用简单的生活问题编一道 20 以内加减法应用题。

空间关系部分：

1. 形状知觉：能比较长方形、正方形等图形的宽窄、大小和长短，能以变式的方式摆出各种长方形、正方形、长方体和正方体。能对由正方形、三角形组成的大正方形、大长方形或者多边形进行简单的图形分解组合，能判断立方体堆中的隐蔽块数量，有初步的三维空间想象能力。能认识长方体和正方体的 6 个面和 12 条棱。

2. 方位知觉：能认识对方的左右。

自我中心化的"囚牢"

先天的自我封闭，如同把孩子锁进了自我中心化的"囚牢"，我们又该怎样领着孩子走出闭锁的"囚牢"呢？

○ 站在对方的角度思考

儿童的思维方式是指儿童在思考问题时表现出的一般性的心理倾向、心理习惯、心理特征。学前儿童在思维方式上最一般的特征就是认知中心化。认知中心化可分为两大方面：一是对客体认识的中心化，表现为思考问题时只注意客体的某一方面或某一因素；二是自我中心化，表现为在人际交往中以自我为中心，不会站在对方的角度去思考。这两大方面可以概括为以下几个具体特征。

第一，从自我为中心的角度思考问题，表现出一种不可逆的"向我思维"。具体地说，就是很难站在对方的角度思考对方的需要、对方的感受、对方的处境等。

第二，以自我为中心的角度思考问题时，不能站在客观的角度看待自己的观点、自己的问题等。

第三，一个事物与多个事物相关联时，不能同时思考同一情景中两个以上的因素，常常顾此失彼。

第四，不能理解事物的特点会随着背景的变化而变化，表现为认知刻板化、片面化。

孩子思考问题的时候，这几个方面的思维方式缺陷会综合性地表现出来，思考不同问题时，会以某个方面的表现为主。儿童"认知中心化"的思维方式，会表现在各个认知领域，同样也会反映在社会认知领域，反映在对人际关系的认识方式和处理方式上。

毫无疑问，在社会认知、人际关系上的自我中心恰好与人的"社会性"内涵相违背，也就是说，促进孩子的思维方式脱中心化，是促进孩子社会性发展的关键因素。随着思维方式的脱中心化，相应地在人际关系理解与处理方式中，儿童会逐渐建立一种社会化的行为方式。

　　自我中心的思维方式，是儿童心理发展过程的必经阶段，虽然自我中心化是孩子社会性发展的制约因素，但是，经过科学的教育训练，可以促进孩子思维方式向高一级别转变，从而促进孩子社会性的发展。

○ "囚牢"中的孩子

　　孤独症儿童怎样思考问题呢？无论孤独症儿童在其他方面有多大的差异，在思维方式上，他们一致得惊人——目中无人，自我中心。与同龄正常儿童比较，在正常儿童逐渐摆脱自我中心化的时候，孤独症儿童却停留在自我中心化的"囚牢"中，而且，持久、顽固地保留着这种思维方式。他们的思维方式不能随着年龄的增长而获得同步发展，不经过特别的教育干预，他们很难学会社会化的思维方式，这一点不能获得突破，孤独症儿童就不能发展人际交往。

　　一个八九岁的孤独症儿童，有一个行为习惯：每到有很多房间的场合，比如去办公楼、宾馆、医院等地，不管房间里是否有人，不管别人是否同意，他必须逐个将所有房间的门打开，如果制止，他就会大发脾气。这是个与社会规范相冲突的行为，让孩子改变这个行为，需要孩子具有社会化的思维方式。

　　其实，社会化的思维方式是通过判断、推理实现的，它需要孩子在头脑中进行"多维扫描"，首先要把自己和房间里的人联系起来，知道自己开门的行为不是自己一个人的事情，它和房间里的人有关系。然后孩子还需要站在房间里人的角度思考：当房间的门被陌生人突然推开的时候，他们会是什么感觉呢？最后，孩子需要把自己推开别人房门的意愿和房间里人的感受进行比较，联系起来思考。这是一个递推性质的"关系思考"。在这种"关系思考"中，孩子必须对自己开门的意愿进行控制，需要从他人的角度，想想别人的感受，最后做出"不能随便打开别人的门"的行为调整。人际关系的维系，就是在特定情境中能意识到自己和他人地位的不同、需要的不同，对他人的观点进行推理。孩子的推理能力越成熟，社会行为也相应地越成熟。

"站在他人的角度思考"，孩子需要为他人"考虑"什么呢？

第一，同样一个事件，别人是怎么看的？孩子要对别人的想法做出推断。第二，我喜欢的事情，别人是否也喜欢呢？孩子要对同样一件事情中别人的情感和态度做出推断。

孤独症儿童不能站在对方的角度思考问题，原因是：第一，他们只能关注、理解孤立的、个别的事物，很难把各种事物、现象联系起来考虑，所以，他们做事不考虑别人，不计后果，没有计划。第二，在人际交往中，别人的情感和态度是主观的，情感和态度的表达方式是动作、表情和心理活动，孩子往往不能注意到别人的动作和表情，对表情的意义不能理解，不会察言观色，而别人的心理活动，孤独症儿童更是无从感觉。第三，不能和别人进行换位假设，不知道不同的人对同一件事情会有不同的看法和态度，以为别人和自己一样。第四，自我意识障碍，使孤独症孩子不能主动地把自己作为观察思考的对象，不在意别人对自己的评价和看法。

我们不能顺其自然地等待孩子思维方式的反转，必须用科学的教育方式，促使孩子尽早摆脱自我中心化。

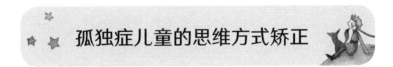

孤独症儿童的思维方式矫正

○ 让孩子活在"人间烟火"中

孤独症儿童被叫作"星星的孩子"，意思是说孤独症儿童如同天外来客，不食人间烟火。孩子"与世隔绝"的思维、行为，让很多家长把孩子看成来自天外的怪异之客，很少和孩子说起"人间世故""家长里短"。很多父母将孤独症孩子的康复训练误认为只是知识和技能的训练，训练的方式无非是课程、游戏，这就造成一个孤独症孩子一是生活在自己封闭的世界里，二是生活在家长安排的教育训练的日程表里。孩子被排除在真正的生活之外，被排除在人情世故之外。

孩子的社会化思维方式真正学习的课堂不在游戏中，不在课堂上，其实就在生活中！当马路上发生交通事故以后，只要有机会，让孩子亲临现场，孩子感觉、理解车辆和人身安全的关系，而不能认为孩子不懂就不让他看，不对他说；当孩子"攻击"别人以后，让对方给孩子应有的惩罚，告诉孩子他自己的行为和行为后果的关系，而不是孩子犯错误，家长来收场；逢年过节，家长为老师、亲朋好友送祝福的时候，让孩子参与，成为其中的一员，告诉孩子家长这样做的原因；让孩子有意识地为别人做一些事情，让别人因此而感谢孩子……这是比任何训练都重要、都有意义的学习。孤独症孩子不但不应该被排斥在生活之外，反而应该有更多的实践机会。实践是人际关系学习最直接、最生动的课堂。

○ 发展孩子的逻辑思维

逻辑思维是孤独症儿童的弱点，发展孩子社会化的思维方式，需要花大力气训练孩子的逻辑思维能力，这是孤独症儿童需要强化学习的功课。比如，从理解物与物的关系出发，两个不同的杯子哪里相同、哪里不同，到理解物与人的关系，杯子和人有什么关系，再到理解人与人之间的关系，理解人与人的血缘关系，社会角色关系，直至情感关系等，这是一个难度逐渐增加的过程。

我们知道，逻辑思维的最大特点是概括性和间接性，但是，想办法运用孩子的直觉动作和具体形象来理解隐蔽、抽象的关系，是可行的。逻辑思维的初级阶段，可以通过动作、感知、形象来学习。人际关系也可以表现为孩子可以感知的动作、过程、结果，将对方的情感和观点等心理活动用直观的东西表达出来，让孩子通过"物质的活动"理解某些人际关系，往往很多看似复杂的关系，孩子也是能够明白的。

让孩子说说自己喜欢吃的东西，再说说妈妈、爸爸喜欢吃的东西，这对于大多数孤独症孩子都不难。但是，孩子往往只知道自己喜欢吃什么，却不知道妈妈、爸爸喜欢吃什么，因为家长没有有意识地告诉孩子，好像这和孩子没有关系。其实，只要我们告诉孩子，并让孩子看到父母对自己喜爱的食品的态度，孩子就能理解并且记住我们的"爱好"。在购物的时候，让孩子选择爸妈喜欢吃的食品，让孩子根据家庭成员的口味来分配食品，这些都是孩子社会化思维方式在生活中的学习和应用。

孩子随意推开别人的房门，这是孩子自己的"爱好"，没有考虑别人的感受。房门推开以后，遭到房间里人的严厉呵斥，这个后果孩子是可以感知到的，由这个后果，孩子理解自己的行为让别人不高兴了。在这种经历中，孩子能够学会"站在对方的角度思考"。

○ 社会化思维方式培养举例

以培养孤独症儿童社会化的思维方式为目的，设计一些故事和游戏活动实施教育，不失为一个可取的思路。

以"李忠忱教学法多元智能学具"中的《讲故事　学思维》为例，它以生活化的、生动有趣的故事作为载体，在孩子听故事的过程中，先让孩子理解、评价、思考故事中角色的思维方法，然后让孩子反观自照，通过观察、比较、概括、推理的思维过程，建立起自己的生活、经历、事件等和故事中的人物、情节、场景的关系，几十个故事构成了一个思维方式教育的序列。

在故事中，让孩子理解因果关系，学习从对方的角度思考，学习从客观的角度思考，学习从两个角度思考，学习思考行动的远期效果，学习思考事物的正面和反面，等等。故事短小、简单，适宜孤独症儿童注意力集中时间短的特点。每个故事都设计了由易到难阶梯式的提问。

当然，故事只是思维方式培养的中介和载体，通过故事教育，目的是引导孩子联系自身，将故事蕴含的道理向生活中迁移，促进孩子思维的发展，形成孩子的社会化思维方式，让孩子将这种能力最终运用到真实的人际交往中。

以促进孩子人际关系发展为目的的游戏，是培养孩子融入人际交往的教育活动之一，它是在成人有目的、有计划、有组织地创设的游戏环境里，通过成人和"伙伴"的引导和辅助，让孩子学习人际互动的技能技巧。更重要的是，让孩子在游戏中获得快乐体验，借助游戏，让孩子消除对人的陌生和恐惧感，与人建立一种快乐互动的关系。

游戏，可以看成是人际关系学习的教练场，在游戏中孩子会关注、理解游戏伙伴，从而建立起自己与别人相互联系的意识。在游戏中，孩子也可以学会根据自己对伙伴的理解调节自己的行为，但是，有一个重要的问题不能忽略：游戏，不是社会生活本身，孩子通过游戏发展起来的理解和把握人际关系的各种能力，必须迁移到社会生活中。

● 学习从对方的角度思考

训练目标：通过讲故事、听故事，让孩子学习从对方的角度思考问题。

训练准备："李忠忱教学法"之系列故事丛书《讲故事　学思维》。

训练过程：

第一步：让孩子看图，给孩子讲故事。小猫请小山羊和小白兔到家里做客，她要做最好吃的饭菜招待朋友。小猫做了红烧鱼和鲜美的鱼汤，心想："这么好吃的饭菜，客人们准爱吃。"小猫把鱼和鱼汤摆在饭桌上，请客人们吃。小山羊和小白兔看了看、闻了闻，摇着头说："谢谢你了，我们平时都不吃这些饭菜的。"说完，小山羊和小白兔饿着肚子走了。小猫看着香喷喷的鱼和鱼汤，心里很纳闷："这么好吃的饭菜，他们怎么不吃呢？"

第二步：让孩子思考并回答问题。

1. 故事的名字叫什么？答案：小猫请客。

2. 故事里都有谁？答案：小猫、小白兔、小山羊。

3．故事发生在什么时间？答案：有一天。

4．故事发生在什么地方？答案：小猫的家里。

5．小猫做了什么事情？答案：小猫请好朋友小山羊和小白兔来家里做客。

6．故事中的小猫给小白兔和小山羊准备了什么好吃的？答案：鲜美的鱼和鱼汤。

7．谁爱喝鲜美的鱼汤？答案：小猫。

8．小白兔喜欢吃什么？答案：萝卜和青菜。

9．小山羊喜欢吃什么？答案：青草。

10．小白兔和小山羊看见鲜美的鱼和鱼汤时是怎么说的？答案：谢谢你了，我们平时都不吃这些饭菜的。

11．小猫的做法对吗？错在哪里？答案：小猫想的是自己爱吃什么，没有想小山羊和小白兔爱吃什么，没有从小山羊和小白兔的角度想问题。

12．小猫应该怎么做？答案：请小白兔和小山羊做客时，应该给他们准备蔬菜和青草。

13．小猫请客的故事说明了一个什么道理？

答案1　请别人吃饭时，应该考虑别人爱吃什么，就做什么。

答案2　不仅要考虑自己需要什么，还应该站在对方的角度思考问题。

第三步：向生活迁移训练。

1．如果你的家里来了客人，你会怎样招待客人呢？

2．教孩子了解大人和婴儿的食品有区别，告诉孩子为什么婴儿食品和大人的食品不一样。

3．让孩子区分自己喜欢的、爸爸喜欢的、妈妈喜欢的食品和其他物品。

4．带孩子去亲友家做客，和孩子协商，按照亲友的爱好购买礼物。

提示与解析：

1．让孩子反复听一些蕴含相同道理的故事，重点和难点是给孩子概括故事中的道理。

2. 故事问题的设计从易到难，循序渐进，前一个问题的回答为后一个问题做铺垫。一个故事，从孩子能听完，到能回答简单问题，再到能回答复杂问题，再到理解故事蕴含的道理，不是讲一次就可以完成的，孩子的理解需要一个由浅入深的过程。学习其他故事，同此道理。

3. 将故事蕴含的道理在生活中延伸应用很重要。除了以上列举的迁移训练以外，家长需要在生活中随时发现迁移的机会，随时教育孩子。但是，要注意将抽象的道理具体化、形象化。比如，姥姥过生日时想想应该送什么礼物。

学习从多个角度思考

训练目标：通过讲故事、听故事，让孩子学习从多个角度思考问题。

训练准备："李忠忱教学法"之系列故事丛书《讲故事 学思维》。

训练过程：

第一步：让孩子看图，给孩子讲故事。秋天，树林里的野果都成熟了，熊妈妈领着小熊去摘野果吃。小熊吃饱了，就躺在草地上睡大觉，熊妈妈看护着小熊。突然，一只大马蜂飞来了，落在小熊的脑袋上，要蜇小熊。熊妈妈急了，连忙抓起一块石头，朝马蜂砸去。马蜂被砸死了，可是小熊的脑袋上也被砸了一个大包，疼得小熊哇哇哭，熊妈妈也后悔地哭起来。

第二步：让孩子思考并回答问题。

1. 故事的名字叫什么？答案：熊妈妈带小熊。

2. 故事里都有谁？答案：熊妈妈、小熊和马蜂。

3. 故事发生在什么地方？答案：树林里。

4. 熊妈妈和小熊到树林里干什么去了？答案：摘野果。

5. 小熊吃饱后，躺在地上干什么？答案：睡大觉。

6. 小熊躺在地上睡大觉时，熊妈妈干什么呢？答案：熊妈妈看护着小熊。

7. 突然，什么飞来了？落在哪里了？答案：马蜂飞来了，落在小熊脑袋上。

8. 马蜂落在小熊脑袋上要干什么？答案：要蜇小熊。

9. 熊妈妈看见后是怎么做的？答案：连忙抓起一块石头，砸马蜂。

10. 用石头砸小熊脑袋上的马蜂会出现什么结果？答案：把马蜂砸死了，同时，也把小熊脑袋给砸了一个包，小熊疼得哇哇大哭。

11. 熊妈妈一着急，只想到了什么，没想到什么？答案：只想到了砸马蜂，没想到同时砸到了小熊。

12. 熊妈妈怎样做才好呢？答案：可以把马蜂赶走。

13. 该故事说明什么道理？

答案1　熊妈妈既要考虑把马蜂赶走，又要考虑不伤到小熊。

答案2　要从两个角度思考问题。

第三步：向生活迁移训练。

1. 在脸盆里装上水，让孩子端着脸盆下楼梯（或者跨越障碍行走一段距离），要求做到既不能洒了水，自己也不能摔倒。

2. 过马路，既不能碰到汽车，又不能碰到自行车。

3. 画图，既要画得好，又要画得快。

4. 买一件东西，既要样子好看，又要价钱便宜。

提示与解析：

1. 这个训练是让孩子学习为了达到一个目的，必须考虑多个因素。

2. 向生活迁移的训练是在解决问题中进行的。训练不是只用语言给孩子讲道理，而是要让孩子去感知、行动、体会。类似的教育机会还有很多，比如，让孩子到桌子下取物品，孩子既要避免自己的头碰到桌子，又要取到物品。

3. 把重点放在理解道理上，不要求孩子完整使用"既要……又要……"的句式。

学习从近期与远期两个角度思考

训练目标：通过讲故事、听故事，让孩子学习从近期与远期两个角度思考问题。

训练准备："李忠忱教学法"之系列故事丛书《讲故事 学思维》。

训练过程：

第一步：让孩子看图，给孩子讲故事。春天，白兔和灰兔去老山羊家玩，老山羊送给他们两份礼物——一篮子白菜和一包菜籽。灰兔要了白菜，白兔要了菜籽。灰兔提着白菜回到家，第三天就把白菜吃光了。白兔回到家，把菜籽种到地里，又为其浇水、施肥。过了两个月，白兔收获了许多许多的大白菜，足够吃一冬天了。

第二步：让孩子思考并回答问题。

1. 故事的名字叫什么？答案：灰兔和白兔。

2. 故事里都有谁？答案：灰兔、白兔和老山羊。

3. 故事发生在什么时间？答案：春天的一天。

4. 故事发生在什么地方？答案：小动物的家里。

5. 灰兔和白兔去老山羊家玩，老山羊准备了两份礼物，是什么礼物？答案：一篮子白菜和一包菜籽。

6. 灰兔选了什么？白兔选了什么？答案：灰兔选了一篮子白菜，白兔选了一包菜籽。

7. 灰兔要了一篮子白菜，几天就吃完了？答案：三天就把白菜吃光了。

8. 白兔要了菜籽后回到家做了什么？答案：把地翻松了，种上菜籽，给白菜浇水、施肥。

9. 白兔要菜籽时是怎么想的？答案：有了白菜籽，种在地里，将来会有更多的白菜。

10. 灰兔要白菜时是怎么想的？答案：要了白菜，回家直接可以吃，不用劳动，不用等待。

11. 白兔聪明还是灰兔聪明？为什么？答案：白兔聪明。因为灰兔只顾眼前，没有想到以后，白兔做事情能考虑以后。

12．这一故事讲了一件什么事？答案：灰兔、白兔和白菜的事。

13．这一故事说明什么道理？

答案1　从灰兔的角度说明的道理：只顾有现成的白菜吃，没想到白菜吃完了怎么办。

答案2　从灰兔的角度说明的道理：不能只顾眼前，不顾以后。

答案3　从白兔的角度说明的道理：只有自己种，才有吃不完的菜。

答案4　从白兔的角度说明的道理：不能光想眼前，要想以后。

第三步：向生活迁移训练。

1．教孩子理解每顿饭都要好好吃，不挑食，是为了自己身体强壮又聪明。

2．教孩子理解现在自己学习做事情，是为了长大可以照顾自己。

3．教孩子理解现在自己努力学习，是为了长大可以工作自立。

提示与解析：

1．让孩子反复听一些蕴含相同道理的故事，重点和难点是给孩子概括故事蕴含的道理。

2．问题的设计从易到难，前一个问题为后一个问题做铺垫，遵循循序渐进的原则提问。一个故事，从孩子能听完，到能回答简单问题，再到能回答复杂问题，再到理解故事蕴含的道理，不是讲一次就可以完成的，孩子的理解需要一个由浅入深的过程。

3．将故事蕴含的道理向生活中延伸应用很重要。除了以上列举的几个迁移训练以外，家长需要在生活中随时发现机会，随时告诉孩子故事蕴含的道理。但是要注意将抽象的道理具体化、形象化。

第 六 章

"

"请你像我这样做"

——孤独症儿童的行为矫正与行为建设

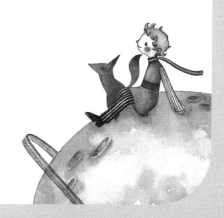

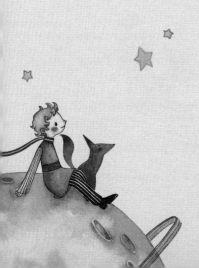

行为与社会性发展的关系

怎样检验孤独症儿童的社会性发展水平呢？只有符合社会规范的行为，才能被其他社会成员接受，没有正常社会行为的孤独症儿童，也就没有进入社会的"通行证"。

○ 进入社会的"通行证"

每个人都具有自然属性和社会属性两重性，由此决定了人们的行为分为两类：第一，由生理性需要引起的自然性行为，这是满足生物人存在和发展的必要行为；第二，由社会性需要引起的社会性行为，这是满足人精神需要的行为。由于人的社会属性，决定了即便是满足生理需要的自然性行为，也要符合社会的要求。也就是说，人们必须按照社会文化和规范的要求实现生理需要的满足，这是人所共知的道理。从这个意义上说，人们的行为应该是被赋予了社会属性的行为。

任何人的行为只要影响、关系到其他人，社会都要进行约束、规范，个人行为只有符合社会规范，才会被其他群体接受。否则，从行为的角度看，这个人就失去了进入社会的"通行证"。

孤独症儿童社会性障碍的外在表现就是行为异常，或者叫作行为的非社会性。他们的行为不符合社会规范，甚至与社会行为规范格格不入，因而阻隔了他人对孤独症儿童的接纳。孤独症儿童要融入社会，必须建立被社会所认可的行为。

> 社会行为形成需要的条件如下：
>
> 第一，社会认知。孩子需要明白人与人之间的关系，即知道"我"与他人的关系，知道社会行为规范是什么，知道遵守规范与自己生存和发展的关系。也就是说，孩子要知道社会为什么要这样规范"我"的行为，"我"又为什么必须按照社会规范去做。
>
> 第二，自我控制。孩子要对自己的行为有一定的自我控制能力，也就是说，孩子要能够这样做。
>
> 在这两个意义上建立起来的行为，才可以称为社会行为。毫无疑问，社会行为的建立要依赖孩子的智力水平，以解决社会认知问题，同时，还要依赖孩子的自我意识发展水平，以解决自我控制问题。

○ 孩子的行为怎么了

行为是心理发展水平的反映，我们看见的是孩子的种种异常行为，行为异常背后反映的是心理发展的异常。认知障碍、自我意识障碍、情绪情感障碍等完全可以导致他们行为异常，所以，促进孩子的心理发展才是解决行为问题的根本。

孤独症儿童异常行为分为以下两类：

第一类，生理原因造成的异常行为，比如刻板的动作、单一的爱好、短暂的注意、单调的语言、怪异的目光等。这些怪异行为和认知的关系不显著，对孤独症孩子来说，这是本质的、自然而然的行为。这些行为如同依附在他们身体中的魔鬼，孩子做出这些行为往往不由自主，不需要外界诱发。

这类行为一般不会对他人造成伤害，但是，这些行为足以使孩子与众不同、怪异突出，让他人感觉异样，难以接纳，从而疏远他们。生理性原因导致的异常行为，严重的同样会影响孤独症儿童融入社会群体，这类行为像一个标签，即便是高功能孤独症患者也如此。所以，孤独症儿童的怪异行为会引发家长们的焦虑，很想消灭孩子的怪异之处。

第二类，主要是因为社会认知欠缺，再加上控制能力不足导致的问题行为。这类行为不是与生俱来的，它需要在一定的条件下才会发生。这类不当的社会行为是在与人的交往中产生的，因而会影响到他人，遭到他人排斥。比如，未经同意翻看别人的包，在商店不付钱拿了东西就走，在公共场所肆无忌惮地喧哗，攻击别人的身体，等等。

这类行为不是在每个孤独症孩子身上都会发生，它具有偶然性，需要诱发因素。但因为它发生在人与人的关系中，是因错误认知产生的错误反应，或者即便认知正确，但是控制失调，也可能产生这类问题行为。

○ 塑造行为的方与圆

"没有规矩，不成方圆"，怎样使孤独症儿童的行为有"方"有"圆"呢？我们需要从行为问题的成因入手，然后确定改变行为的战略思路。

由于生理原因带来的异常行为，如果我们没有从根本上改变大脑，那么它们会伴随孩子的成长而始终存在。不过随着年龄的增长，特别是随着孩子社会生活内容的丰富，随着康复教育效果的积累，特别是随着大脑自身的发展和完善，这些行为某种程度上会逐渐减轻，但最终会留下痕迹，这种痕迹也许不明显，不再成为他人眼里的异样，大多也不会阻碍他们进入正常的社会生活。

解决生理原因导致的原发性孤独症异常行为，可以这样做：

1. 理解孩子。这类行为属于不由自主，或者只有这类行为的发生才能让孩子获得快乐，或者让孩子避免不适，他们会本能地"享受"这类行为。所以对孩子强制性的制止、恐吓等收效不大，要给予孩子理解、宽容。

2. 等待。这类行为的消退需要足够长的时间，所以，要耐心等待。等待并不是消极地等待，这期间提升孩子的社会功能，可以有效地抵制异常行为，减少孩子很多自发性的怪异表现。孩子处在丰富的人文环境里，有事可做，再加上环境的压力和熏陶，一般孩子的怪异行为会大幅度地减少。

3. 积极替代。用合理、积极的行为替代孩子不合理的怪异行为。当有意义的活动占用孩子的时间和精力的时候，其自然性无意义行为就会减少。

4. 教孩子合理的表达方式。孩子有些行为是需求的不当表达，这个时候判断孩子的需求是什么，告诉孩子正确的表达方式是什么，建立正确表达以后，原有的不当行为表达方式就会退化。

5. 促进自我意识的发展，培养孩子行为的自我控制能力，在孩子自觉意识的支配下，能一定程度地控制怪异行为。

需要注意的是，即便这些方法都用到，且恰当、正确地使用了，孩子也可能会顽固地保持自己的异常行为。纠正这类行为，我们还必须知道：

1. 用渐进的方法逐步改善，搭建好阶段性改善目标。

2. 当孩子进步以后，恰当给予强化。

3. 可以与孩子订立协议，约定允许其行为保留的程度和时间。

社会原因导致的继发性行为问题，最好的改善办法是：

第一，从认知入手，告诉孩子正确的规范要求是什么，建立是非观念。

第二，排除诱发因素，预防为主。

第三，利用行为矫正的原理与技术进行纠正。

第四，利用环境给予外部监督、控制和调节，最后达到孩子的自我控制。

第五，让孩子忙起来。陪伴孩子做大量积极的、有意义的事情，这些事情应该是孩子理解的、必须做的事情，并让孩子体验做事的成就感。

○ 行为问题面前的困惑

在行为矫正上，不少家长、教师的偏差出在脱离孩子社会性的全面发展，单纯地矫正行为。事实上，纠正行为、塑造行为，一定要和孩子的社会功能、社会认知、社会情感的教育结合起来。比如，注意力的改善、听指令的训练应该与社会功能的培养同步进行，其效果是最好的。

脱离全面的社会性教育，单纯纠正一个行为也可以收到一定的效果，但是，行为矫正训练内容、过程、目的等，往往并不能被孩子理解，因而改善过的行为、新建立的正确行为也就无法巩固，或者带有机械性。有些行为即使被巩固了，也很刻板。客观上，虽然建立了一个"好"的行为，虽然减少了孩子和他人之间的冲突和摩擦，但是，从孩子本身的角度看，这种行为的本质仍然是孤独症行为，因为它不具有"主观社会性"。

行为矫正技术源于动物实验，更加强调人作为动物性的一面。孤独症儿童先天遗传的心理能力比普通人显著落后，他们更接近动物。也就是说，他们的社会性遗传有缺陷，自然性更多一些，"本我"更强烈一些，用行为分析原理与技术作为对其行为进行矫正的起点，有可取的地方。

行为矫正技术的操作有明显的程式，便于向老师和家长普及。需要提醒的是，被矫正、被改善的行为，必须同时赋予它们社会性意义，不但让孩子明白"能这样做，不能那样做"，还要明白"为什么要这样做，为什么不能那样做"，这才是行为矫正的最高境界，这才是对人的教育，而非仅仅是对动物的训练。

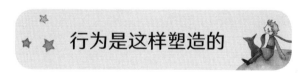

行为是这样塑造的

人的社会行为是如何建立的呢？适用于人类不良行为矫正和良好行为塑造的"行为矫正技术"，对于矫正、塑造孤独症儿童的行为大有用武之地。

○ 我们需要的行为是如何产生的

在对孤独症矫治的多种方法中，让孤独症儿童受教育，并且为他们提供特殊辅导，是最为有效的方法。干预孤独症儿童，最基本的工具就是行为矫正与塑造技术。

行为矫正与塑造的原理和技术自20世纪50年代末期兴起，广泛应用于不良行为的改善和良好行为塑造，适用于任何人群。后来，洛瓦斯教授探索用行为改变技术来改变孤独症儿童的行为，经过40多年的时间，形成了一个完整的操作体系，曾被认为是促进孤独症儿童康复最好的方法之一。

当这一普遍原理行业化之后，产生了一个孤独症行业的专有名词"ABA"（应用行为分析法）。

> 这种技术的心理学依据是强化作用。一个行为因为引发的后果不同，因而被增强或者削弱。如果一个行为的后果是愉快的，那么这个行为以后出现的频率就会增加；如果一个行为的后果是不愉快的，那么这个行为以后出现的频率自然就会降低、减少，或者消失。
>
> 行为后果是否愉快来自强化物。强化物有正负两类：正强化物就是可以带来愉快感觉的东西，负强化物就是带来不愉快感觉的东西。强化物的使用方法有给予和取消两种。如果我们能够控制强化物，也就等于控制了孩子的行为。

外部刺激条件可以对行为产生显著影响。也就是说，家长、教师可以控制强化物，通过控制强化物来控制孩子的行为。只要方法得当，就可以改变孩子的行为。例如，通过正强化、奖励性刺激，促使某些行为产生，或者使某种行为的发生频率增加。另外，某些行为在受到否定、拒绝和惩罚性刺激时就会消失。因此我们看到，应用行为训练可以帮助孤独症儿童克服不当行为，建立适应社会的良好行为。

行为训练的两个基本任务：第一，行为塑造，即激励良好行为出现，并巩固维持良好行为；第二，行为改变，即减少或者消除不良行为。关键是成人通过对强化物的操控来控制行为发生的后果，让孩子体验到愉快或者不愉快的感觉。需要的行为出现就让孩子体验到愉快的感觉，不需要的行为出现就让孩子体验到不愉快的感觉，从而达到改变行为的目的。

　　行为改变技术适用于外显的、可观察的、可习得的具体行为。行为改变技术具有很强的操作性、直观性和可测量性，而且立竿见影，收效很快。但是，想真正应用好行为改变技术，促进孩子社会性的发展，达到理想的康复效果，就要准确分析影响行为的心理因素，让孩子理解行为的社会意义。引导行为矫正和行为建设向更深入、更高级的阶段发展，特别是让孩子从外部的物质强化走向内部的自我强化，这才能真正地改善孩子的行为。这是一个科学的、持续的教育过程，而非简单的训练过程，需要家长和教师的社会性康复教育操作的支撑才可能实现。

○ 强化的神奇作用

　　当我们观看动物表演时，会不由得赞叹动物居然会按照人的指令做出高超的动作反应，其实，训练员掌控动物行为的武器就是强化物。因而，我们看到在表演过程中，训练员总会不时地将美味的食物"奖励"给动物，有时候他们甚至会和动物亲切拥抱，或者用抚摸作为回馈。即便是猛兽，它们依然可以感觉到人的赞赏。当然，首先是美食的奖励，它们才会加倍努力地表现。既然强化都可以让动物的行为尽遂人意，那么，再严重的孤独症孩子肯定比动物高级，在他们身上，通过强化的作用，一定能够塑造出人们需要的行为，这就是行为训练的逻辑起点。

　　强化作用源于强化物的给予或者剥夺。强化物就是足以改变行为的刺激，强化物按性质分为两类：孩子所喜爱的刺激叫正强化物，孩子不喜欢或讨厌的刺激叫负强化物。

　　满足人的生理需要的叫"原级强化物"。它的优点是：它和人的原始需要紧密连接，只要生命存在，它就永远不会失去效力。但是，它容易饱和，饱和以后会暂时失去效力。原级强化物原始、低级，不能在任何场合都使用。根据这个原理，如果在孩子感到饥饿和干渴的时候用原级强化物，可以取得很好的训练效果。作为强化物的东西，绝不能让孩子随便得到，否则就会失去强化作用。控制强化物在于大人的把握尺度，每次给少量的强化物，可以维持较长时间的训练。

原级强化物的使用只是在矫正、学习起步的时候，或者在孩子理解认知程度较低的时候，最终它要被高级强化——社会强化所取代。即便是训练的初始阶段，也要注意原级强化和社会强化同时使用，为孩子向社会强化迈进做准备。经过一段时间以后，原级强化物可以逐渐撤去。

满足人们心理需要的为社会强化，比如表情、语言、动作等。初期，在每次出示原级强化物时，同时给予微笑和表扬，有意识地让微笑和表扬与食物连在一起。最初孩子没有感觉到表扬具有强化作用，可是如果每次表扬和食物都是同时出现的，孩子就会将表扬与食物联系起来，当没有了食物以后，表扬也可以起到强化的作用。

使用什么样的社会强化，需要依据孩子的心理年龄而定，必须是孩子可以辨别的，能够理解其意义。如果社会强化不起作用，就应该回到原级强化的水平，并与社会强化一起使用。能够理解、接受社会强化，表明孩子社会性发展较好，所以强化物要及时升级。

社会强化的方式很多，差异也很大，表情与语言是常用的方式。社会强化的高级形式是：自我心理强化，即内滋性奖励。如果孩子对自己的行为过程或者结果产生了兴趣，产生了自豪感、自尊感、价值感，就达到了最高级别的自我强化。

○ "勿以善小而不奖"

赏识与鼓励是人类进步的动力，孤独症儿童更是如此。孩子在群体中表现出的行为问题太显而易见，往往超过了他们的优点，这就使得我们在对孤独症儿童的教育中，更加注重他们的与众不同之处，反而忽略了他们和常人共有的心理需求。

从某种意义上说，孤独症孩子对赏识和奖励有着更强烈的渴求，而父母往往比较注意纠正孩子的不当行为，忽略孩子值得肯定的一面。父母期望的本来就是孩子良好的行为，当孩子真的做到以后，我们常常觉得那是应该的，忽略了赞赏，结果反而使良好行为消失了。

一个好的苗头刚一出现的时候就慷慨赏识，当即表扬，有利于帮助孩子建立牢固的因果关系。孩子的某些行为要达到理想的效果，需要漫长的时间，如果急功近利，一播种就想开花结果，那是不符合客观规律的。

应该注意到，孩子的问题再多，绝非每时每刻都表现不佳，总有正常的一刻。假如父母抓住这个关键，给予适时的强化，不良习惯就可能消失。

○ 何时奖励有技巧

生命之初，人的许多行为更接近动物。孤独症儿童因为其社会化障碍，其社会性内涵并不能随着年龄的增长而同步增长，他们会长期处于社会行为幼稚阶段，因而在行为矫正过程中，对孤独症儿童的强化时间需要符合其心理年龄水平。比如，当一个好的行为发生以后，他们往往需要立即强化。

什么时候给予强化才恰当？孩子对自己行为表现的关注程度会随着时间的延长而降低，当孩子的关注程度降低时，强化物的效果也会降低，所以立即给予奖励效果最好。如果一个好的行为出现以后，没有及时给予强化，在延迟的一段时间里，会发生其他的若干行为，在其他行为发生以后再给予强化，孩子无法辨别是自己的哪个行为导致的强化，往往会造成错误的认知。因而，对孤独症孩子，一般来说开始矫正、塑造行为时，不可以延迟强化，待需要的行为出现频率高了以后，再采用延迟增强的方式，延迟的时间距离可以逐渐加大。当增加到无限大时，说明这个行为已经牢固建立，强化就需要停止了。

是否能延迟满足需要，延迟时间的长短，是一个人社会性水平高低的反映。随着孩子社会性的发展，强化的时间距离可以逐渐加大。

○ 强化出来的错误

父母经常抱怨孩子哭闹、发脾气、攻击他人、做事情慢、缺乏注意力等，而且这些问题长期得不到解决。其实，有很多时候，孩子的问题是成人的"错误强化"造成的。

孩子发脾气、哭闹的时候，母亲常常会说："别哭了，给你买好吃的东西。"于是孩子不再哭闹，妈妈给他买了水果。在孩子放声大哭的时候，立即就得到了强化物，这就等于在鼓励孩子发脾气，母亲是利用奖品让孩子停止哭闹的，这反而成了孩子以后发脾气的根源。

作为母亲，会有很正当的理由："如果不给强化物孩子就哭闹不停，怎么办？"在这种情况下，父母和孩子间进行的是一场心理对抗战，孩子通过哭闹等待最后的结果——母亲妥协，自己得到强化物，而母亲往往会输给孩子。母亲应该坚持等待孩子不再哭闹以后再给孩子水果，并且让孩子明白：不是因为哭得到水果，而是因为不哭了才有水果，要想得到水果不是靠哭闹，而是安静下来。这个模式建立起来，以后的麻烦就少多了。

不良行为得到强化，这个行为以后出现的概率就增加了，这样的例子比比皆是。孩子做事情慢、迟到、忘记带东西到学校等，怎样处理呢？父母往往自己动手帮助孩子赶快把事情做完，然后开车送孩子去上学。或者我们经常亲自到学校送孩子忘带的东西，大人的这些做法，等于鼓励、强化了孩子的错误行为。按照行为矫正的原理，改变这些行为其实很简单——让孩子自己承担后果。

> 如果家长一方面为孩子承担错误行为的后果，一方面又着急想让孩子改正错误行为，这无异于南辕北辙。

○ 让不良行为逐渐减少

强化的反面是什么

如果我们需要的行为通过强化可以得到增强，反过来，对于我们不需要的行为减少强化，乃至于不去强化，我们不需要的行为就会减少甚至消失。任何一个行为，一连发生多次，都未能带来满意的后果，无法获得强化物，其行为的强度自然会逐渐地衰弱，最后等于零，不再发生。

有意地忽略不当行为，称为"削弱"。人类的某种行为会因为增强而持续下去，也会因为得不到增强而削弱下去。削弱与增强是一个事物的两个方面，用增强建立的行为，如果不继续给予增强，则该行为出现的概率将逐渐降低。不理会这个行为，该行为就会自动消失。

什么样的不良行为可以忽略

一般而言，两种情况最为有效：第一，这种行为和某种增强建立了联系，当不再增强，行为就会被削弱。第二，这种行为明显是孩子想引起别人注意而发生的行为，行为发生以后，没有得到注意，行为就会消失。要注意的是，削弱不良行为以后，如果良好的行为出现，要及时给予表扬。

这需要我们透彻地了解孩子，明确知道到底是什么东西强化了孩子的不当行为。如果这个行为是用来引起别人注意的，不需要别的，即使是目光接触也足以强化这个行为，在这种情况下，把目光移开就可以达到削弱的目的。如果找不出强化的来源，削弱就不会奏效。

怎样正确地忽略

如果我们想让孩子改掉一个行为，那么，每当这个行为出现的时候，都必须忽略，也就是说必须连续忽略，而不能有时候被忽略，有时候又没有忽略。矫正的目的是让孩子根除坏习惯，维持坏习惯的原动力如果是强化物的话，那么有意剥夺强化物，在连续不能获得预期的结果以后，行为就消除了。如果有时候削弱，有时不削弱，反而增强了行为的抵抗力，更难以根除。

效果和哪些因素有关

由于连续强化而建立的行为，采用忽略效果比较好；由于间歇强化而建立的行为，消除起来就比较难。因为，在连续强化的情况下，如果剥夺强化物，孩子认为强化物没有了，行为就会有所改变。但如果是间歇增强形成的行为就不同了，如果这次不给予增强，孩子还会期待下次强化物的出现，必须重复多次以后，孩子才会认识到强化物不会再出现。所以，间歇增强形成的行为在削弱处理中较为困难。

如果一个行为刚刚建立，削弱就比较容易；如果一个行为已经稳定地建立起来，削弱稳定的行为比较难，需要坚持，也需要更长的时间。

孩子对强化物渴求强烈时，削弱速度较慢。因为在这种情况下，剥夺强化物会引起孩子情绪异常，导致孩子心理紧张，孩子的反抗也会更激烈，坚持起来更困难。

需要注意的问题

孩子的行为问题很多，我们要按照轻重缓急区别对待。危害环境和他人的行为是最先需要改善的，对自己有危害的行为也是需要改善的，其他行为次之。

改善的行为要具体化，不能泛泛而谈，而应该说一个具体的行为，比如打人、咬人的行为。还要有一个具体的行为作为改善后的目标。

削弱适用于情节轻微的不当行为，情节严重的要用其他方式。让孩子知道要消除的不良行为是什么，要建立的良好行为是什么。让孩子知道行为改善以后会得到什么样的强化物，知道好的行为和强化物之间的关系。

> 最重要的一点是，家庭成员间要有一致的态度和做法。

○ 从简单到复杂的串联

穿衣服，洗脸，过马路，买东西，等等，如果孤独症孩子目前没有这些行为，那这些行为无法自然出现。孤独症孩子几乎每一项技能都需要习得，穿衣服、过马路等属于复杂行为。那么，强化和削弱怎样应用在复杂行为的建立上呢？

事实上，任何复杂行为都可以分解为若干个简单行为，复杂行为是由简单行为串联而成的。用这样的方法，我们可以将复杂行为分解，分解成若干简单行为，分别强化与终点目标有关的简单行为，并削弱无关的反应。强化每个简单行为，逐渐推进，复杂行为就可以建立。

复杂行为如同一条行为链，第一个反应建立以后，再建立第二个反应，直到所有的反应全部完成，然后从头至尾将一连串的正确反应连贯起来，就是一个完整的正确行为。整个训练过程可以分为若干小的阶段，每一个小阶段就成为一个小环节，每完成一个环节就离最后的目标更近一步。每完成一步都要给予及时奖励，这是一个典型的由易到难、循序渐进的行为塑造过程。

在复杂的行为链中，哪个地方最容易突破，就让孩子从哪里做起。无论如何，塑造复杂行为需要把握好以下几个要点：

首先，确定好终点行为是什么，比如让孩子学会洗脸。与终点有关的行为都要强化，无关的就要削弱。

其次，了解孩子现在的基础。知道孩子现在与终点最接近的行为是什么，这个行为是塑造的基础、原点，从这个基础出发，逐渐延伸、扩展，引导孩子逐步一环扣一环走向终点行为。

再次，进行行为分解。分析终点行为目标，把复杂的终点行为分成若干容易学习的环节，将复杂行为形成一个系列。选择强化手段，每一个简单行为能否有效形成，主要在于强化是否合适。

最后，按照目标塑造行为。塑造过程中要特别注意：每一步获得成功，并得到巩固以后，再进入下一个环节；一个行为如何分解，分解为多少具体的细节，因孩子情况而异，原则上要一小步、一小步地循序渐进；如果建立下一个新行为有困难，则需要退回到前一个步骤继续训练；进展速度要适宜，太快、太慢都不好。因为每一步骤训练时间太长、强化过分，反而使下一个行为不易出现。

○ 一个好的建议：逆向学习

把复杂的行为分解后设计出顺序，由成人完成所有程序，只留下最后一个步骤，让孩子完成。当孩子完成最后一个步骤时，整个复杂行为宣告成功结束，立刻表扬孩子，这样一来，孩子就会体验到自己在行为过程中的重要性，体验到成就感。然后逆向后退，从后往前一个环节、一个环节地学习。虽然环节逐渐增加，难度逐渐增加，但是，每次都在成功中结束学习，孩子没有产生挫折感，这种方法特别适用于孤独症儿童。

○ 学会举一反三

迁移、泛化、举一反三，其含义大同小异，都是指把一种情景下教过的行为转移到另一情景中去。如果孩子能够做到触类旁通，教育就取得了事半功倍的效果。学会迁移，才叫真正学会，才能说是教育的成功。

怎样让孩子形成迁移能力呢？在许多不同的问题情景中，总是有相同的因素，在教学过程抽象概括出相同的因素，这是让孩子实现迁移的关键一步。迁移能力和孩子的概括能力密切相关，由此可见，行为训练和认知能力密不可分。

孤独症儿童之所以迁移困难，主要受两个因素的影响：

第一，刻板的思维方式、行为方式影响了孩子的泛化。刻板的反面是灵活与变通，思维刻板化和行为刻板化是孤独症患者的顽疾，他们自身需要付出巨大的心理能量矫正病态行为，因为不是他们愿意刻板，而是他们不由自主。

第二，如前所述，概括能力不足是影响泛化的又一个主要因素。

要成功实现迁移，需要从以上两个方面着手，而这两个方面又相互影响。刻板的特质是孤独症儿童与生俱来的，和自身的脑神经系统的特点密切相关，我们需要依靠提高孩子的抽象概括能力，通过增加孩子变通的经验来克服刻板，形成迁移。

怎样做呢？

第一，在训练情景中先让孩子建立巩固的行为反应。开始行为训练时，给孩子更多可以预知的因素，不需要变化，程序可以固定。

第二，在固定的情景中训练固定的行为反应以后，再去找和训练情景类似的情景，情景越相似，孩子泛化的可能性越大。

第三，告诉孩子新的情景哪里和原来相同，哪里和原来不相同，让孩子产生新旧两种情景的对比和连接，为再次泛化做准备。

第四，多次发生泛化，让孩子自己领悟、抽象、概括。

第五，泛化成功以后立即强化。

第六，在不同的情景中，找出共同因素，逐渐增加与训练情景不同的因素，扩大泛化的范围。

孤独症儿童第一次产生泛化一般是最困难的。第一次泛化成功以后，下一次泛化前让孩子重温旧的经验，可以减少再次泛化时的抵触。再次泛化比初次泛化容易成功。

○ 帮助孩子成功

强化是对正确反应的反馈，那么，如果孩子没有自主正确反应，怎么施用强化呢？一个好的办法就是辅助。

辅助是帮助孩子获得强化的手段和桥梁。辅助的方式很多，按照不同的标准分类，可以分为直接辅助、间接辅助。按照辅助的具体方式可以分为：动作辅助，也就是手把手教；动作示范辅助，即给孩子提供动作参照，让孩子进行模仿；语言辅助，即用语言指导孩子的行为；表情、神态辅助，即用表情、目光、肢体动作等指导孩子完成正确反应；还有符号辅助，比如用文字、图形提示等指导孩子做出正确反应。

辅助的原则是：辅助是帮助，是提供支持，而不是包办代替。辅助方式要依照孩子的程度而定，在孩子不需要辅助的时候给予辅助，反而会限制孩子的进步。简单辅助就能解决问题的，不用复杂的辅助。辅助是为了不辅助，辅助是必然要撤销的。

孤独症儿童具有很大的行为改善的潜能，但是，家长往往对孩子的能力评估较低，再加上对孩子安全的顾虑等，在行为建立上，过度辅助是常见的通病。其实，适当放手让孩子做事，就会发现孩子的行为具有很大的可塑性，他们能学会很多我们以为不能学会的东西，这种发现对孩子的进步和家长的信心都有很好的强化作用。

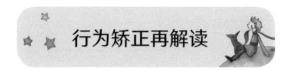

行为矫正再解读

在行为矫正技术的应用中，我们可能会产生哪些误会呢？提高社会性康复教育质量，需要我们正确解读行为矫正技术。

○ 行为矫正的自发与自觉

"行为矫正与塑造"原本是人类自发地传递文明、塑造个体行为的"技术"，也是靠个体的自发传递而世代沿袭。因而，我们可以看到，没有经过系统学习的父母，在教育孩子的过程中，同样会使用奖励和惩罚。正是依靠这种自发性的"扬善抑恶"，促进了儿童的社会化发展，我们可以把行为矫正技术看成个体社会化过程中重要的催化方式。

为什么人类可以自发应用这种技术去催化个体的社会性发展呢？因为，人具有趋利避害的本能，"表扬"和"惩罚"正是利用这个本能去导向孩子的行为。对普通个体而言，通过家长和教师对表扬和惩罚的自发应用，就足以使他们达到习得社会规范、融入社会群体的目的。但是，对孤独症儿童而言，生活中自然而然发生的表扬与惩罚，其频率和强度都不足以被他们感知和认知，因此也就无法达到塑造其社会行为的目的。只有通过提高表扬与惩罚的发生频率，增强刺激程度，才能起到塑造其社会行为的作用。也正因为如此，对孤独症儿童进行表扬与惩罚的实施人员，也就是家长或教师，需要掌握系统化的表扬与惩罚的技巧，不是自发，而是自觉地应用这个技术促进孩子的社会性发展。ABA 也就因此应运而生。

○ 行为背后是什么

一个孤独症儿童在客人家里拿起桌上的苹果就吃，母亲夺下苹果，教孩子一定要问："阿姨，我可以吃苹果吗？"孩子眼睛盯着苹果，鹦鹉学舌地说了一句："我可以吃苹果吗？"然后根本没有等主人回答，就把苹果放到嘴里吃了起来。

孩子的鹦鹉学舌并没有构成真正的礼貌用语和礼貌行为，这是为什么呢？因为，这个行为背后孩子需要理解以下几个问题：

1. 到了别人家，阿姨是主人，自己是客人，这是对主客身份的理解。

2. 苹果是别人家的，理解"物"的归属权。

3. 自己吃苹果前要先征得主人同意，这是对主人所有权的尊重。

4. 自己提出要求以后，有两种可能，即主人同意或者不同意。根据"主人要热情待客"这一交往规则推测，主人应该会同意。

5. 如果自己这样做了，既能吃到苹果，又能获得主人对自己的好印象。

儿童如果没有理解这些内容，只是鹦鹉学舌，程序虽然履行了，但行为本身依然不符合社会规范要求。如果孩子理解了上述各种关系，并且明白自己的行为正确与否关系到主人对自己的评价和看法，并且期待主人对自己正确行为的夸奖的话，那么孩子就会暂时克制想吃苹果的欲望，等待主人许可后再吃。

因此，在一个社会行为背后，是社会认知、社会情感的支持。没有认知理解基础、没有社会情感支配的行为，只能是一种机械行为，不是真正意义上的社会行为。社会性教育的行为矫正与塑造，要的不是孩子形式化、机械式的反应，要的是孩子真正意义上的社会行为。

○ 走出 ABA 应用误区

需要注意的是，ABA 是最早引进国内的孤独症康复训练方法，用在孤独症儿童行为的干预上取得了一定的效果，这也是家长、教师们纷纷学习这一方法的原因之一。但是，随着对孤独症真相的认知，人们看到了孤独症孩子障碍的复杂性、严重性，只靠 ABA 技术来改善孤独症儿童的障碍，越来越显得势单力薄，它的局限性越来越被人们所认知。

近十多年来，各种康复理念、干预流派、训练方法等不断传入我国，家长和康复机构积极地博采众长，在 ABA 的基础上，形成了门类不同的方法、技术。我们急切地希望丰富干预孤独症的手段和措施，这一思路和做法是好的，但各种方法、技术、手段之间缺乏融会贯通，缺乏有机融合，形成了技术、手段和方法的"大拼盘"，再加上整体师资水平等条件的局限性，往往导致我们在使用引进的"方法"时扭曲和走形，影响孩子的康复效果。

对 ABA 的理解和应用，最容易陷入以下误区：

第一，将 ABA 理解为专门矫正孤独症的训练方法，因而，对应用 ABA 的期望值过高。特别是孩子刚被诊断为孤独症患者的家长，以为经过 ABA 训练，短期就可以见到明显效果，甚至孩子可以获得显著康复效果。ABA 只是告诉我们把握孩子行为的方法和手段，掌握好这个方法，可以将孩子的行为导向我们需要的方向，仅此而已。而且，这个方法应用的效果，与应用者对 ABA 的理解和操作有很大的关系。

第二，重视课堂上的 ABA，忽略了生活中 ABA 的应用。过于重视操作形式，甚至机械、刻板地重复训练形式，反而对其精髓缺乏理解和把握。

在课堂上，ABA 可以分解细化为教学程序。这种程式化虽然便于 ABA 的普及，但是，如何理解 ABA 的精髓，用它在社会生活中教孩子解决问题，研究和实践还远远不够。其实，家长和教师可以在课堂上学 ABA，但是其应用首先应该在生活中。如果没有生活中的自觉应用，ABA 就成了一种形式训练，孩子还是难以获得良好的社会性康复效果。

第三，误认为ABA只适用于程度差、起点低、年龄小的孩子，其实它适用于任何程度、任何年龄的孩子。应用ABA改善行为、塑造行为，将伴随孩子康复过程的始终，绝非只有在训练机构里，或在学前阶段才使用ABA。

第四，ABA是人们导向、控制、塑造孩子行为的手段，也就是说，当我们施用ABA的时候，一定要结合孩子在社会生活中的具体行为，脱离具体社会行为矫正与塑造的ABA是没有价值的。这个行为指的是现实生活中有意义的行为，而不是训练室中脱离社会生活的"行为"。

第五，外部物质强化使用容易，孩子也乐于接受，怎样向社会强化迁移，还没有得到很好的解决。很多人误认为行为矫正中的强化就是给予物质奖励，也就是说，对于行为矫正技术和孤独症儿童的社会性发展的有机联系，仍然缺乏充分的研究。初级阶段的简单行为矫正，并不是完全意义上的行为矫正。

第六，行为改变技术强调人和动物的共性，强调"刺激—反应"模式，为什么要建立这种而不是那种反应模式，有些情形是受训者不理解的，这是行为矫正的特点。它的好处在于：不依赖理解能力，靠简单的反应模式而建立好的行为。它的缺点是，这种情况下，行为训练具有机械性的特点。怎样克服这个弱点，还有待进一步研究。

> 特别提示：
> 对于认知较好的患儿，及时将物质强化向社会强化提升，将行为矫正和社会认知、自我意识教育有机连接，高水准地把握和应用行为矫正技术，将成为促进孤独症儿童社会性发展重要的、有效的方法和手段。

行为矫正与塑造训练

怎样改变孩子的不良行为，建立良好行为呢？

○ 行为矫正与健康行为塑造方案举例

放下你的手

训练目标：减少不良行为。孤独症儿童的手部不当动作很普遍，持久、顽固，不易消退。这类怪异行为不会危害他人，具有先天性成因。在孩子融入集体后，这类行为像个标签，是孩子与众不同的明显标志，因而需要改善。

训练过程：

第一，和孩子一起活动，用有意义的感觉刺激（视觉、听觉、触觉）取代孩子的无意义自我刺激。

第二，在孩子玩手的时候，用动作阻止孩子，同时给予孩子有意义的刺激。在孩子停止玩手后，及时给予表扬。

第三，在孩子玩手的时候，用语言阻止孩子，同时给予有意义的刺激。孩子一旦停止，马上表扬。

第四，让孩子观察他人的行为举止，对照检查自己。

第五，让孩子指出（纠正）别人的不当行为。

第六，让孩子自我控制不当行为。

提示与解析：

1. 这类行为指孩子的所有自我刺激行为。

2. 第二和第三适用于孩子小的时候。初级水平的矫正可以从物质强化开始，但是要注意向社会强化发展。

3.第四、第五、第六属于高级阶段的行为矫正，和自我意识教育贯通，一般要孩子有一定的认知能力以后才可以应用。

4.这类行为的减少和消退需要的时间很长，可达几年甚至十几年。

5.减少这个行为的过程中，需要使用强化和自我控制。

宝贝，看着我

训练目标：训练孩子注视交往对象，注意听指令。

训练过程：

第一步：呼唤孩子的名字。

第二步：要求孩子注视呼唤者。如果做不到，需要辅助孩子完成。

第三步：孩子注视以后，马上表扬，并给孩子发出下一个指令。

第四步：孩子完成指令。不能完成时要辅助。

第五步：立刻表扬孩子完成的情况。

第六步：和孩子换位，让孩子对成人提出注意力的要求。成人要配合孩子。

提示与解析：

1.当孩子注视呼唤者以后，需要马上给孩子传达下一个指令，也就是说，让孩子理解注视的目的是传递信息，而不是为了注视而注视，这样会误导孩子。

2.开始时孩子的注意力极其短暂，在孩子注视的瞬间要马上给出指令，不然孩子的目光可能马上会移开。

3.在孩子不注视的时候，不要发指令。孩子独自不能完成时，要辅助。

4.让孩子建立牢固的因果连接，强调必须"看着我"，大人才说话。

5. 开始时孩子看了成人就要表扬，以后可以发展到孩子完成任务后表扬。

6. 和孩子换位，让孩子检查成人行为的不当之处。

7. 提升理解，让孩子理解注视是尊重对方的需要。

8. 对视这个行为的建立需要强化、辅助，以至高级阶段需要社会认知的参与。

放下 ×××

训练目标：改变孩子对某物品的过分依恋。

训练过程：

第一步：和孩子协商，让物品处于孩子可见的近距离内。做到了给予表扬，表扬的间隔时间逐渐延长。

第二步：物品与孩子的距离逐渐变大，但仍然可见。做到了给予表扬，表扬的间隔时间逐渐延长。（以下各环节表扬的方法相同）

第三步：将物品移至孩子的身后，回头可见。和孩子约定回视物品的时间间隔。间隔时间逐渐延长。

第四步：将物品移至另一个房间，让孩子看到，然后和物品隔离。

第五步：让孩子看到并玩弄物品，但是有时间限度，需要的时候做到与物品隔离。

提示与解析：

1. 改变其他顽固的刻板行为的原则与此相同。

2. 防止孩子摆脱某一物品后，重新用其他物品替代。最好在孩子没有形成依恋以前，防止行为的固定化。

3. 一般孩子在玩弄这类物品的时候处于自闭状态，所以，需要剥夺其依恋的物品。

这样穿衣服

训练目标：训练生活技能。

训练过程：

第一步：成人完成复杂活动的大部分，留下最后一步。

第二步：让孩子完成最后一步。给予奖励，反复巩固。

第三步：留下最后两步，让孩子完成。给予奖励，反复巩固。

第四步：依此类推，直到孩子能完成全部任务。

提示与解析：

1. 孩子完成最后一步会非常有成就感，要鼓励孩子。

2. 孩子不能完成时要给予辅助。

3. 给孩子机会，让孩子展示自己的成果，体验成功。

4. 熟练以后，回头让孩子总结学习过程，建立自信心。

过马路

训练目标：学会独立过马路。

训练过程：

第一步：成人带孩子过马路，同时给孩子讲解规则。

第二步：成人陪同孩子过马路，由孩子对路况做出判断，引领大人过马路。

第三步：成人站在路边，目送孩子过马路，可以有语言提示和鼓励。

第四步：成人逐渐远离路边，但是孩子要在成人视线内，让孩子独立过马路。

第五步：孩子独立过马路。

第六步：各种路况都能过马路。

提示与解析：

1. 过马路涉及孩子的人身安全，但又是日常生活中很重要的能力，需要有计划、有步骤地训练，同时要确保孩子的安全。

2.在孩子独立过马路之前的训练时间可以长一些，目的是让孩子形成更多的经验。

3.先从路况简单的马路开始训练，熟悉一条固定的路，学会以后慢慢迁移。

4.每一个环节的进步都要强化。

5.塑造这个行为需要分解。

可以改变吗

训练目标：改变孩子的刻板行为，训练孩子的灵活性。

训练过程：

第一步：设定一个目标，和孩子说一说达到目标的办法有哪些。

第二步：在生活中找类似的目标，让孩子泛化。

第三步：逐一验证达到目标的方法。

第四步：总结和再泛化。

提示与解析：

1.上述"第一步"必须是孩子可直观感觉到的目标。这是从认知上让孩子理性地认识到一题多解的事实，给孩子一题多解的体验。

2.泛化必须先找和目标最相似的事情。

3.验证是让孩子亲身体验解决问题的过程。

4.总结就是反思，为孩子再次举一反三做准备。

5.改变刻板化需要分解、需要泛化。

请你安静

训练目标：减少孩子的躁动、喊叫等行为对环境的影响。

训练过程：

第一步：告诉孩子大人喜欢的行为是什么。

第二步：让孩子明白大人为什么不喜欢自己的行为。让孩子明确要改善的行为是什么，目标是什么。

第三步：帮助孩子达到目的。

第四步：及时奖励，并让孩子明白奖励的原因。

第五步：提出新的目标，重复第三步、第四步。

第六步：帮助孩子总结自己的进步，树立克服障碍的信心。

第七步：让孩子作为"监督员"，监督、检查他人影响环境的行为。

第八步：巩固孩子好的行为。

提示与解析：

1. 多动、喊叫是孤独症孩子被排斥于集体之外的常见原因，也是主要的原因。纠正这个行为，一定要从两个方面着手：第一，提高孩子的社会认知能力，明白自己的行为对环境的影响；第二，在此基础上应用行为矫正技术，给孩子正面强化。

2. 这是一个不良行为逐渐递减的过程，不可能短时间内完成。

3. 帮助孩子减少行为的辅助可以采用直接制止、语言提示、符号提示等方法，逐渐过渡到孩子的自我控制。由低级到高级逐渐撤销辅助。

4. 和自我意识教育同步进行。采用社会强化，让教师、他人给予赞扬，肯定孩子的进步。

快一点儿

训练目标：提高孩子做事的速度。

训练过程：

第一步：给孩子下达一个明确的指令，要求孩子在规定的时间内完成任务。

第二步：在孩子有困难、不能按时完成的时候，适当辅助。

第三步：明确告诉孩子在规定的时间内完成任务的意义。

第四步：孩子在规定的时间内完成以后兑现奖励。

第五步：在孩子超时以后让孩子承担后果。

提示与解析：

1. 孤独症孩子做任何事情都很慢，如果没有外界提醒和辅助，孩子的行为不连贯，一般他们没有"抓紧时间"的概念。

2. 给孩子规定完成任务的时间要根据孩子能理解的时间概念来确定。如果一个任务很复杂，可以将其分解，要求每部分达到时间要求。

3. 开始训练时，要让孩子按时正确完成。在孩子有困难时给予辅助，然后兑现奖励，让孩子理解奖励的原因。

4. 逐渐撤销辅助，让孩子独立完成。如果不能完成，给孩子相应的惩罚，让孩子承担超时的后果，让孩子理解"按时"和"超时"两种不同的结果。

5. 成人不可以主动弥补孩子的过失，要让孩子在超时以后承担责任。

6. 训练中的任务应是现实生活中真实的符合逻辑的情景，不是游戏情景。

请你像我这样做

训练目标：培养孩子的模仿意识，提高孩子的模仿能力。

训练过程：

第一步：成人做出肢体动作示范，然后给孩子下达指令："请你像我这样做。"让孩子学习模仿简单动作。

第二步：成人做出有意义的动作技能示范，然后给孩子下达指令："请你像我这样做。"让孩子模仿有意义的动作技能。

第三步：成人做出社会行为示范，然后给孩子下达指令："请你像我这样做。"让孩子学习模仿社会行为。

提示与解析：

1. 孤独症儿童学习模仿的几个层次依次是：简单的动作模仿、有意义的动作技能模仿、社会行为模仿。简单的动作模仿是学习模仿的开始，是最低级的模仿，孩子建立简单的动作模仿意识以后，应该及时向高一级别的模仿提升。

2. 有意义的动作技能模仿比简单的动作模仿高级，它将简单动作模仿中建立的模仿意识和模仿能力用于解决实际问题上，比如，模仿使用筷子、系扣子、骑车、操作电器等。

3. 社会行为模仿是更高级的模仿，比如，在集体中模仿别人，跟随别人做同样的事情。从众是由模仿发展起来的社会行为，这是孩子融入社会的一种基本能力，也是模仿训练的最终目的。

第 七 章

"先要学会买面包"

——孤独症儿童实用性交往学习

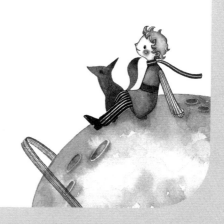

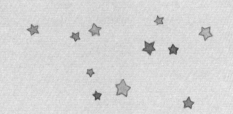
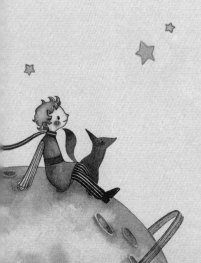

人际交往能力是社会性发展的核心

学会交往是孤独症儿童面临的最难课题，然而，学会交往又是实现社会生活自理、社会生活自立的必备条件。孤独症儿童能够学会与他人交往吗？

○ 交往、适应与生存

人际交往无能是孤独症儿童社会性发展障碍的集中体现，它造成了对孩子生存能力的严重威胁。语言障碍、情绪障碍、动机障碍、思维障碍、行为障碍、自我意识障碍等，最后集中体现为孤独症儿童的交往障碍。孤独症康复的最终目标是提高孩子的人际交往能力，因为，我们只能以孩子人际交往能力的提高，或者社会适应能力的提高，以及孩子解决问题能力的提高，作为最终指标来衡量康复教育的效果。

家庭生活自理、社会生活自理和社会生活自立这几个终极康复目标，反映了孤独症儿童对社会适应的程度。交往能力的提高，可以直接、有效地提高适应能力。适者生存，这是生物界，也是人类社会铁的定律。当然，人类之所以文明，就在于我们能够对各种有特殊需要、难以融入社会的"不适应者"给予特别的关照，使他们具有同样的生存机会和生命尊严。同时，人类的文明还表现在，人们能主动创造条件，促进社会适应障碍者消除障碍，最大程度地增加个体的社会适应性。对孤独症儿童的教育训练的意义就在于此，这也是家长们面对孤独症孩子时心急如焚，急于让孩子跨越交往障碍的原因。

每个人都生活在与他人的联系中，建立和别人的联系过程就是交往。人际交往过程就是人与人之间为了一定的目的，在一定的场合，通过语言媒介实现的信息传递和情感沟通。实现交往涉及几个要素：交往主体、交往对象、交往目的、交往媒介、交往场合、交往内容、交往规则。人际交往能力的本质是人们对人与人关系的认知、理解和把握能力。所谓交往，是对上述多个交往要素的综合把控能力，对其中任何一个要素的把控失准，都会导致交往无法建立，或者让已经建立的交往关系失去平衡，乃至于最后终止。

推动孤独症儿童学习人际交往，需要具备下列几个基本条件：

第一，孩子需要有交往的动机，需要理解交往的意义，并在交往中得到过积极的强化，这是最重要的。不知道为什么交往，或者孩子不需要交往就可以满足自己的需求，交往的结果从来没有给过孩子强化，孩子从来没有从交往中获得过愉快体验，那么交往动机就难以形成。

第二，孩子必须具有社会认知能力，理解交往规则等多个交往要素在交往中的作用。

第三，有自我认知能力，知道自己和别人的关系。

第四，有社会化的思维方式，能够站在交往对方的角度思考问题。

第五，会使用交往工具——语言——进行沟通交流。

第六，有控制能力，能一定程度地实现对自己行为和情绪的调节与控制。

缺少任何一个条件，都会影响人际交往。我们的愿望是让孩子学会交往，这样一来，我们必须弄清楚，学会交往又必须学会什么呢？比如，下列问题我们是否考虑过？

第一，怎样激发孤独症儿童的交往动机呢？怎样让孩子理解交往的意义呢？

第二，怎样让孩子理解交往规则呢？

第三，怎样让孩子学会站在对方的角度思考呢？怎样让孩子理解交往对象和自己的关系呢？

第四，说什么、怎么说，才能达到自己的交往目的呢？词汇怎么积累，句型怎么使用呢？

第五，怎样提高孩子在交往过程中的情绪调节和行为控制能力呢？

举一个简单的例子。

诱发交往动机：骄阳似火的夏日，孩子在路上行走时，焦渴使其产生了喝水的需求，怎样才能得到水呢？去商店可以买到水。喝水的需求诱发买水的动机。

理解交往规则：买水需要付钱，因为商店里的水是别人的，得到别人的东西需要交换，没有钱就买不到水。

站在对方角度思考：如果不说话，别人不知道"我"要买水，"我"需要让对方知道"我"的要求。

使用语言：说出"我要买一瓶水"这句话。

控制和调节：买东西的人多，需要等待，不能着急发脾气，不能做环境不容许的行为，否则，有可能得不到"我"要的水。

○ 实用性交往和情感性交往

一位妈妈说："我陪读好多年，用了很长时间，花了很大精力教我儿子和其他孩子玩、做游戏，但是，他始终不感兴趣，还是不会交往，我做错了吗？"

又一位妈妈说："我教孩子打电话，拿起电话我就连续问他：'你乖不乖？妈妈很想你，你想我吗？'可是他往往没听完就走了。好多年都没有进步，怎么教会孩子打电话呢？"

我们都知道应该训练孩子交往。但是，上述训练为什么不成功，问题出在哪里？

交往分为实用性交往（也叫工具性交往、功能性交往、功利性交往）和情感性交往。两种交往的不同点体现在以下几方面。

第一，交往动机不同。从人的需求来看，一个人到底需要别人为自己做什么呢？一是功利性需求，别人可以满足自己的生理需求、物质需求；二是非功利性需求，别人可以满足自己的情感性需求、心理性需求。满足第一种需求是通过别人来解决自己的生存问题，动因是生物性需求；满足第二种需求是通过别人让自己精神愉悦，动因是社会性需求、心理性需求。

第二，交往目的不同。实用性交往是把别人当成满足自己需求的工具和手段，从交往目的到交往内容，从交往过程到交往结果，都是物质性的、有形的、看得见的、显性的。情感交流，它的结果是无形的，重在内在情感体验，重在精神分享，其目的是隐性的。

第三，重要性不同。实用性交往满足低级需求，但它是最重要的；情感是高级需求，是第二位的。孤独症儿童严重缺乏高级精神需求，情感性交往对他们来说动力不足。

第四，交往过程不同。实用性交往过程是可以程序化的、可以事先预知的，具有高度的稳定性，因而便于重复学习。情感性交往虽然有规律，但它是非程序化的、不稳定的，没有固定的公式，需要靠人的感觉、情绪和经验来处理，可变性因素很多，因而，学习起来相当困难。

第五，稳定性不同。实用性交往的稳定性表现在场合、对象、规则、目的、程序、手段等方面，其交往的客观条件、过程等具有一定的确定性，并且可重复。情感性交往在上述多方面都是不稳定的，它不会自然发生，需要交往双方经过主观努力才可以实现。

第六，检验标准不同。实用性交往以是否实现了物质性目的来检验交往是否成功。情感性交往则是以双方是否获得快乐体验来检验交往是否成功，情感性交往的成功标识是双方都愿意将交往持续下去。

第七，对象不同。实用性交往角色是固定不变的，承担角色的人是可以互相取代的，这一因素的变化不会影响交往的进行。情感性交往对象往往是特定的，这一个不是那一个，不能任意取代。与不同对象之间共享的情感不同，乐趣自然也各不相同。

第八，对程序的依赖程度不同。实用性交往的程序基本固定，需要双方按照规则去做，这类交往对规则具有较高的依赖性。情感性交往没有程序，因而也就没有固定的规则，交往时双方需要不断地评估、揣摩、判断对方的心理和感受，根据观察来推测对方和自己的关联程度，进而不断地调整自己的心理与行为。

第九，对情感的依赖程度不同。实用性交往也有感情沟通，但是感情不是达成交往的必要因素，双方都可以忽略对方的感情而交往。情感交往则高度依赖感情共鸣、感情分享，是否继续交往以双方感情获得满足的程度为参照标准，双方的共同经验越多、共同体验越多、共同语言越多、共同感受越多，交往越容易继续下去，否则就会终止。

○ 找准交往的突破点

从重要性、实用性的角度看，实用性交往是孤独症孩子必须学习的交往。

从可能性的角度看，实用性交往容易学，孤独症孩子也可以学会。情感性交往不容易学，大多数孩子学不会。

实用性交往的学习重在外塑，情感性交往的学习重在内省。依赖外塑形成的东西，外力的帮助作用很关键；依靠内省获得的东西，则主要靠孩子自己的理解、体验、感悟、归纳、总结，外力辅助作用的局限性很大。

因此，孤独症儿童首先应该学会实用性交往，再学习情感性交往。毫无疑问，交往能力培养，以及我们对孩子交往能力的期待，重点应该放在实用性交往上。

> 实用性交往实用且容易成功，可以让孩子产生自信。从成年孤独症的交往情况看，他们在实用性交往上有可能达到正常的状态。
>
> 情感性交往需要孩子内在情感动机的支撑，同时要讲究情感沟通技巧，且要具有精神分享的能力，这种交往难度很大，大多数孤独症孩子难以企及。
>
> 是否学习情感性交往，怎样学习，学习的结果怎样，视孩子的情况而定。

走向社会的必修课

孤独症儿童在社会生活中需要学习哪些交往？

实用性交往的最佳训练是教育者有意识地创设问题情景，在贴近生活的问题情景中，让孩子去解决实际问题，在解决问题中学会实用性交往。怎样创设实用性交往的问题情景呢？那就是在生活环境中，人为地制造需要孩子去解决的问题，目的是给孩子提供更多的社会交往教育的机会。

我们要做的是：当教育机会来临时不要错过，利用在日常生活中随机教育的方法随时训练孩子；没有机会的时候，主动创造，为我所用。

○ 实用性交往训练方案举例

● 去超市

训练目标：让孩子通过购物学习实用性交往。购物是日常生活中经常发生的事情，购物中的交往是典型的实用性交往，从小自觉训练，孤独症孩子一般能够学会购物中的交往。

训练过程：

第一步：经常带孩子去购物，在购物过程中随时给孩子示范购物活动中的交往活动。

第二步：辅助孩子完成购物中的某个交往环节，比如询问理货员"土豆在哪里"。

第三步：让孩子独立完成购物中的某个交往环节，比如询问理货员"毛巾在哪里"。

第四步：让孩子体验购物的快乐和自己在购物中的重要作用，理解购物中交往的用处，感受交往成功的意义。

第五步：一个环节巩固以后，向前或者向后延伸，完成更多购物中的交往活动，例如付款等。

第六步：让孩子独立从事购物活动，通过交往实现购物的目的。

第七步：迁移到不同场所、购买不同物品的购物交往中去。

提示与解析：

1. 购买日常生活用品这类活动，都可以作为孩子学习交往的载体。

2. 购物中的交往活动，需因时间、场所、内容等因素，构成由易到难的阶梯，让孩子从最容易的学起、做起。

3. 将一个购物活动分解为若干步骤，找最容易的交往环节突破，然后逐渐加大难度。

4. 理解交往在购物中的意义，进而培养孩子的交往动机。

5. 教孩子用语言总结购物的程序，这点不可忽略。购物完成以后，要给孩子总结同类交往的一般规则，便于孩子迁移。

乘汽车

训练目标：让孩子学习乘坐公共交通工具时的交往。

训练过程：

第一步：成人带领孩子乘车时给孩子讲解过程、规则，让孩子熟悉乘车程序，让孩子理解买票、刷卡和乘车的关系。

第二步：让孩子观察购买车票、公交卡的交往过程，观察问路、问事的交往过程。

第三步：让孩子完成买票的某个环节、完成使用公交卡的某个环节。

第四步：在家长陪同下乘车，由孩子独立完成购票、刷卡、乘车的过程。

第五步：让孩子完成独立乘车的全过程。

第六步：帮助孩子总结、归纳乘坐公共交通工具的程序、规则，鼓励孩子。

提示与解析：

1. 当孩子学会做一件事情以后，立刻给予充分的鼓励和赞扬，让孩子树立自信心。这样，孩子以后再学习解决新的问题时，会减少心理上的畏难情绪，学习过程也会相对容易。

2. 在购物中理解货币的意义是最简单直观的。学会购物以后，再让孩子理解货币的其他功能，相对就比较容易了。货币不但可以购买有形的食品、物品，还可以"购买"各种无形的服务。

3. 在孩子练习乘车的时候，开始要简单化，所乘的车和行驶路线可以固定化，让孩子记住固定不变的程序，熟练以后逐步泛化。

4. 乘车中的交往对象主要有两类：一类是服务人员，比如安检员、乘务员等，另一类就是其他乘客。对孩子来说，其他乘客是陌生人，与陌生人相处也是一种交往，需要孩子学习。

5. 乘车的一般程序学会以后，逐渐让孩子学习应变。比如，乘坐不同的公交车，让孩子在"变式"中抽象出相同的乘车交往规则，以便于迁移，提高孩子的适应能力。

在餐厅里

训练目标：让孩子通过交往索要自己需要的就餐物品。

训练过程：

第一步：创设一个需要向服务员索要物品的具体情景，比如餐具不够用，告诉孩子解决的方法是请求服务员帮助。

第二步：成人向服务员索要物品，边做边给孩子示范、讲解。

第三步：创设类似的问题情景，成人辅助孩子向服务员索要物品，可以完成其中的一个环节。

第四步：任务完成以后，对孩子反复强调交往的意义，让孩子产生成就感。

第五步：就餐时，让孩子独立完成索要物品的任务。

提示与解析：

1. 上述五个步骤不是在一次就餐中完成，完成第一步也许需要数十次的情景练习。完成第一步以后，进入第二步。每个环节重复多少遍，视孩子的能力具体问题具体分析。

2. 和就餐有关的物品都可以索要，这样的情景往往需要有目的地创设。创设的情景必须合理。

3. 让孩子索要的东西一定是就餐时必需的，必须符合生活逻辑。

4. 要给孩子足够的示范，在孩子不具备能力完成的时候，继续坚持示范。

5. 孩子初次执行任务时会胆怯，需要给予鼓励和辅助。

6. 索要物品的活动可以在类似的场所泛化。

卫生间在哪里

训练目标：让孩子学会通过交往询问需要的信息。

训练过程：

第一步：告诉孩子需要解决的问题是什么，怎样才可以解决问题。比如，需要解决的问题是找到卫生间，解决的方法是问别人"卫生间在哪里"。

第二步：成人给孩子做询问示范，向孩子解释获得的信息内容，比如"卫生间在前面"。

第三步：按照信息的指向去解决问题。

第四步：对孩子强化询问的用处。

第五步：创设问题情景，让孩子尝试询问需要的信息。

第六步：利用孩子获得的信息解决问题，对孩子强化交往的意义，让孩子感受成功。

提示与解析：

1. 需要的信息可以是各个方面的。

2. 问题得到解决以后，让孩子立刻理解信息的价值，让孩子体会成功很重要。

3. 信息获得方式可以是多方面的，比如打电话等。

谁能帮助我

训练目标：让孩子学会通过交往解决自己的困难。

训练过程：

第一步：抓住生活中孩子遇到困难的时机，给孩子讲解寻求帮助的方法，并反复做出示范，帮助孩子解决困难。

第二步：设置类似情景，让孩子完成向他人求助的一个环节，比如借东西。

第三步：问题解决以后，让孩子反复理解自己求助的意义，理解人与人的互助关系。

第四步：逐步让孩子独立解决自己遇到的困难任务。

提示与解析：

1. 这类训练的目的是告诉孩子别人可以帮助自己解决困难。

2. 这类训练的难点是孩子对人与人关系远近亲疏的判断，什么关系的人可以给自己提供什么样的帮助，孩子理解起来会有难度。所以，完成这个交往，要求孩子对人与人之间的关系有正确的认知、理解，懂得向可能帮助自己的人求助。

3. 求助的过程完成以后，还要对提供帮助的人表示谢意，表示谢意的方式多种多样。

4. 反过来，可以创造机会，让孩子给别人提供帮助，加深孩子对人与人之间关系的理解。

打电话

训练目标：让孩子在生活中学会使用电话交流信息。

训练过程：

第一步：先让孩子学会接听电话，开始时只要求听完，不做回答。

第二步：就孩子听到的信息进行提问，包括来电话的是谁，电话中说了些什么，等等。

第三步：执行电话中提到的任务。

第四步：检验执行情况，让孩子理解电话的使用方法和作用。

第五步：接听电话熟练以后，让孩子学习主动通过电话传递信息。

提示与解析：

1. 开始训练时，使用电话传递的应该是客观信息，而不能是主观情感信息。客观信息指的是实用性的、可执行的、可检验的信息，而且信息的内容要和孩子的生活相关联，是孩子理解的内容。

2. 训练孩子打电话需要第三人辅助孩子完成。

3. 电话指令要清晰、明确，便于孩子记忆、复述，更要便于孩子执行。

执行任务

训练目标：让孩子按照指令完成一个沟通任务，比如转述等。

训练过程：

第一步：给孩子讲解要完成的转述任务是什么。

第二步：让孩子独立完成任务。

第三步：检验完成的结果并给予强化。

提示与解析：

1. 转述交流有一定的难度，很多孩子能力达不到。是否要求孩子完成与转述类似的信息交流，要视孩子的能力而定。

2. 转述的内容一定是孩子熟悉的、理解的。

3. 转述交流是一种复杂交流，需要设定多层次的难度阶梯。

4. 参考本书第二章。

总结：

1. 实用性交往的课题来源于生活中具体的实际问题的解决。

2. 解决问题是综合能力的体现，在训练中要注意分解步骤，每一步都不是一次能完成的。孩子不能完成的时候，要降低难度，给予辅助，减少挫折感。

3. 将行为矫正、语言教育、自我意识培养的原则和方法用到交往学习中，融会贯通。

4. 重在成功体验，在交往中让孩子加深对自我的认知，知道自己能够交流，并能够成功。

5. 有的交往训练从开始有意识地要求孩子，到孩子真正独立完成，也许要很多年，不可以操之过急。

6. 在哪个年龄段训练孩子什么课题，依据孩子的实际情况而定，可以多课题同时进行，也可以待一个课题有进步以后再增加另一个课题。

> "人际交往是寻求帮助的需要，人际合作是解决困难的需要，交往合作是生存的需要"，这才是孤独症孩子学习交往的突破点。家长要反复对孩子强调，并在现实生活中反复验证给孩子看，反复让孩子建立两者之间的因果关系。

孤独症儿童的交往陷阱

确切地说，"孤独症儿童的交往陷阱"指的是我们对孤独症儿童的社会交往教育上存在的种种误区，更有一些康复行业从业者对家长和孩子有意无意的错误引导。

从家长的角度看，一方面，家长对孩子交往教育的经验十分有限，另一方面，作为父母，我们对孩子的主观期待一般超出孩子的实际能力状况，再加上家长不愿意面对孤独症的真相，不愿意接受孩子交往能力终身落后的客观现实，所以，在孩子的早期康复中，家长们在孩子交往能力的培养上，在对孩子未来交往功能的预期上，大多是存在误区的。而作为康复机构，作为康复教师，不排除有迎合家长的动机，无视孤独症的真相，故意知情不说，甚至有意误导家长，严重的会故意设置陷阱，引导家长在不切实际的所谓的"社会交往能力的培养"上追求不切实际的目标，走向错误的训练方向。

孩子的交往是要教的，教什么、怎么教？在孤独症儿童社会交往教育上，我们应该避开哪些陷阱呢？

第一，避开"轻视实用性交往，重视高级的情感性交往"的陷阱。

我们把孤独症儿童的交往重点理解为会"打招呼""问好"等，那就不准确了。打招呼之类的行为可能没有物质化的交往目的，仅仅是礼节而已。而礼貌满足的是交往对象被尊重的心理需求，很多孤独症孩子难以理解为什么要打招呼。尽管在我们的"指令—反应—辅助—强化"的操作之下，孩子能够学会打招呼时用到的句子和程序，但是，很多孩子并没有做到真正意义上的交往。

第二，避开"轻视垂直交往，重视平行交往"的陷阱。

我们往往把孤独症儿童交往对象的重点锁定在同龄人身上，似乎交往只发生在同龄人之间。和同龄人交往大大地提高了孤独症儿童学习交往的难度，也提高了我们教孩子的难度。为了维系同龄人的交往，我们要想很多办法，但是，依然无法改变我们的孩子在同龄人中被边缘化的处境。一旦我们不去维系，同龄交往就会立刻解体。但是，很多家长痴迷于孩子与同龄人之间的交往，看不到或者不接受孤独症交往的真相。

第三，避开"重视伙伴间的情感性交往，轻视同龄人的实用性交往"的陷阱。

同龄伙伴间也存在实用性交往和情感性交往，我们常常期待孤独症儿童在游戏关系和朋友关系上有突破，也许我们暂时会被一些现象迷惑，比如他们似乎也参与了游戏，但我们终究会发现，因为能力和心理发展的不平等，孤独症儿童很难，甚至根本不可能建立、维系和享受友谊。实际上，任何交往对象之间都有实用性交往与情感性交往，即便同龄人之间，也有实用性交往。

第四，避开"重视虚拟的交往游戏，轻视生活中的交往教育"的陷阱。

我们教孤独症孩子学习交往的时候，似乎更热衷于脱离生活、撇开问题、不顾孩子生理需求的交往训练。在课堂上，在游戏中，我们用虚拟的人与人之间的关系去教孩子学习交往，这种交往难以与生活中的交往对接。

交往是生活中解决问题的需要，这是人与人之间之所以交往的根本原因，这是交往的动机所在，孤独症儿童之所以要学习交往，其实也是这个原因。所以，教孤独症儿童学习交往，最好的课堂就是生活，最好的情景就是要解决的问题，最好的问题就是孩子的生理需求。

第五，避开"交往教育脱离社会认知，脱离思维能力，脱离自我意识"的陷阱。

交往是高级的社会功能，交往的成功基于孩子对交往对象的角色、身份、特点等，特别是对方与自己的关系的认知，这就是社会认知。对象不同、角色不同、关系不同，交往的规范就不同，"说什么，怎么说，在哪里说"等也就不同，理解这些因素之间的关系，这就是思维能力。"我"为什么要和对方交往，对方为什么要和"我"交往，对方是不是喜欢"我"，交往的结果对"我"自己有什么影响等，这就是自我意识。世界上根本没有脱离社会认知，脱离思维能力，脱离自我意识的交往，这是撑起交往的三大支点。交往不是模仿说话，更不是记住句子这么简单。

第六，避开"跨越现实交往，直进电子符号交往"的陷阱。

现代交往媒介、各种社交平台深入人们生活的方方面面，很多孤独症孩子迷恋游戏、信息及交往平台的操作，甚至无师自通，很多家长因此感到欣慰与自豪。其实，我们有所不知，这或许是另外一种阳春白雪式的沉迷与自闭。跨越时空纯粹使用符号的交往，是对现实交往的抽象与虚拟，虽然有些孩子会顺利操作成功，看似完成了交往，比如订餐、购物等，但是，这种按照设定程序的"交往操作"遮挡了程序背后实实在在的人际关系。在孩子不能将电子程序和人际关系联系在一起的时候，操作的成功不等于孩子理解了人际关系。正因为"此交往"不是"彼交往"，虽然电子符号交往可用，但是，现实交往中得到的经验对孤独症孩子交往功能的提升至关重要，各种交往平台的应用不能替代现实版交往学习对孩子的康复所起的作用。如果孩子的交往成就来自电子平台，某种意义上是对孩子真正交往功能正向发展的反向弱化。

除此之外，我们应该避开的孤独症儿童交往陷阱还有：轻视家庭成员之间的交往，反过来特别重视孩子与其他人之间的交往；在康复教育中，对孩子其他功能的缺失视而不见，或者缺乏紧迫感，唯独将主要精力聚焦在交往上；无视孩子的程度、类型、能力，急功近利、生拉硬拽地教孩子交往；等等。

避开陷阱的方法是了解孤独症的真相！如果不明真相，当然就找不到契合孤独症孩子实际情况的交往目标，即便花再多的钱、用再多的功，也达不到我们想要的效果。

摘取心灵沟通的桂冠

——孤独症儿童的友谊与情感启迪

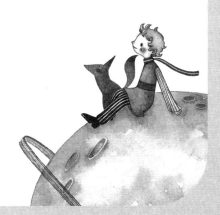

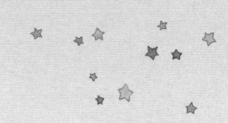

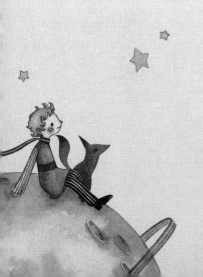

肉体之上的"精神建筑"

孤独症儿童的情绪情感异常，其原因何在？倾斜的"精神建筑"可以修复吗？我们期盼的平等、交往、朋友、友谊最终可以实现吗？

○ 关于友谊的祈盼与现实

高功能孤独症患者，因为自我意识的发展，他们对人际关系可能会很敏感，终有一天会期待理解、尊重和友谊。但是，他们的主观愿望和他们构建友谊的能力之间会产生很大的差距，因此，会导致他们对高级情感沟通的需求不断面临挫败。恰逢此时，如果能及时给予帮助，可以指导他们修正一些不当的交往行为，减少一些交往中的挫折。但是，最终能否从根本上修补他们的情感交往缺陷，能否使他们的交往能力在友谊的天平上与普通人达成协调与平衡，起码在现有的典型成年孤独症患者身上，我们还没有看到理想的先例。奢求他们在与同龄人的情感交往中做到协调互动、心领神会，从世界现有文献看，哪怕是在学历教育和专业技术领域走向高端的孤独症患者，摘取人类心灵沟通的桂冠还是十分艰难的。

虽然情绪情感异常是孤独症儿童的典型障碍之一，但是，我们依然可以依据心理科学关于情感形成与发展的理论，针对孤独症儿童的情感发展给予教育介入。不能期望所有的孩子都实现相同的改善，但是，无论孩子能力高低，无论障碍大小，我们确信都可以启发社会感情，促进其正常情感需要的出现，并使他们一定程度地学会情感交流，体验到情感交流的乐趣，这是可行的，也是社会性教育中社会情感教育的目标。

◎ 肉体之上的"精神建筑"

谈社会情感教育，首先应该谈情绪，因为情感是在情绪的基础上发展起来的。

情绪是人对环境刺激产生的短时的心理反应，情感是社会化、稳定化、复杂化的情绪体验和态度反应。情绪带有情景性，情感带有长期性和稳定性。

心理学家们对情绪的分类有许多争议，我们将其分为简单情绪和复杂情绪。比如愉快、高兴、愤怒、恐惧，这些都属于简单情绪。人和动物都会有简单情绪。像骄傲、自豪、羞愧、内疚、轻蔑、尴尬、懊悔等都属于高级且复杂的情绪，复杂情绪是人类特有的。

我们认为典型孤独症儿童的情绪发展停留在简单情绪上，其情绪的社会化程度很低，缺乏高级的复杂情绪，更缺乏稳定的、长期性的高级社会情感。

情绪情感障碍说的是情绪情感反应的变态与失常现象，其表现有两个方面：一是对外界足以引起情感反应的刺激麻木不仁，情感丧失。比如，对亲人不关心，不体贴；对久别重逢的故人，甚至对生离死别也无动于衷，面部表情呆板、冷漠、内心体验贫乏。二是情绪容易失控，喜怒无常，且发生的频率和强度超常。孤独症儿童社会交往受阻，很大一部分原因源于他们的情绪情感障碍。

情绪、情感的产生与发展有着重要的生理机制。比如，情绪的产生是脑神经多部位的整合活动，主要涉及下丘脑、网状系统和边缘系统中的杏仁核以及额叶皮层。心理学家认为，下丘脑的信号影响网状结构，网状结构接受来自中枢和外围两方面的冲动，向下传导引起各种情绪的外部表现，向上传递，则可使某种情绪处于激动状态，并经过大脑皮层的活动被主体体验到。美国医学家鲁克推断，精神病患者的情绪障碍是这个系统活动失常的结果，他认为病人低沉、淡漠，对一切无兴趣，内心体验极为贫乏，麻木不仁，甚至医生告诉病人"你的母亲死了"，病人仍然无动于衷，这些现象的产生可能和网状系统的减弱和损伤有关。专家们研究还发现，脑边缘系统中的杏仁核在情绪控制中也起着重要作用，是赋予感觉经验以情绪意义的一个重要环节。国外有一个医学案例，一年轻人因病切除杏仁核，从此对人完全失去兴趣，离群索居，对亲朋好友一概不识，面对亲人的悲痛无动于衷。

这就是我们说的情绪情感是建立在肉体之上的"精神建筑"，也更进一步解释了孤独症儿童的情绪情感障碍有其生理根源；这也是我们对孤独症儿童情感教育的物质基础，这一物质基础限定了孤独症儿童社会交往的天花板。这就是我们不愿意面对，也不愿意接受的真相。

✦ ☆ "激流" 与 "荒漠" 的奇异组合

情绪像汹涌跌宕的激流，情感如没有绿洲的荒漠，这种奇异的组合就是我们对孤独症儿童进行情绪修复与情感培养的起点，也是我们预期他们的情感交往及友谊关系的依据。

○ 普通儿童的情感发展

正常儿童的情感发展分为三大阶段：第一阶段为依恋，第二阶段为移情，第三阶段为友谊。

依恋发生在婴儿期，指婴儿用微笑、目光和行动亲近、追随父母和看护人，从而与父母、看护人建立特殊的依赖关系。在对依恋对象亲近和追随的同时，婴儿会表现出对陌生人的疏远和拒绝。

美国一位心理学家将依恋的形成、发展划分为四个阶段。

1. 前依恋期。出生两个月至三个月，新生儿对所有人都做出相同的反应，并没有对特定的人形成特殊的情绪反应。

2. 依恋建立期。三个月至一岁，婴儿对熟悉的人有特殊的积极的情绪反应，能从周围的人群中区分出最亲近的人，并特别愿意接近。

3. 依恋关系明确期。一岁至两岁，婴儿发展出接近看护人的能力，开始将父母和看护人作为一个安全基地，从此出发探索环境，当有安全需要时，又返回看护人身边。婴儿以反抗、惶恐等方式表现出与亲人分离的焦虑，以拒绝情绪对待陌生人的靠近。

4. 两岁半以后，婴儿开始明白看护人的愿望、情感、意见，学会根据看护人的要求来调整自己的行为，并和父母、看护人建立了更丰富的情感交流，能够用简单的语言表示对父母和看护人的亲昵。

移情，心理学上一般意义指在人际交往中人们彼此情感间的相互作用，当一方感知到另一方的某种情绪时，自己也能体验到相应的情绪，即由于对别人情绪的察觉而导致自己情绪的唤起。这是一种把自己置于另一人的位置上去体验的能力。设身处地地识别和体验别人的情感，这是人际交往中同情与助人行为的前提。在移情中，最主要的情感是同情心，它是一种对他人的不幸与痛苦所产生的情感共鸣，并愿意对其产生关心、安慰、支持与帮助的行为。

> 移情的形成需要较长的时间，因为它需要认知发展的支持，需要有察觉、理解别人情绪变化的能力，需要设身处地地去体验别人情感的脱中心化的思维方式。
>
> 孤独症儿童极端"自我为中心"的认知方式，给移情造成了难以逾越的障碍。因而，发展情感交往，必须让孩子学会站在对方的角度体验他人的情感，摆脱自我中心。

○ "情绪激流"与"情感荒漠"的奇异组合

孤独症儿童的情绪特点表现为：

第一，情绪体验简单，高级情绪出现得晚，而且浅表、短暂。

第二，情绪不易控制，频繁爆发，表达方式简单。

第三，情绪程度激烈。

第四，情绪并非针对具体的人和事情，具有弥散性。

第五，情绪大多数是短暂的应激反应，不能转化为持久的心境和情感。

第六，情绪大多数由低级的生理功能引起。

社会交往，特别是友谊关系的建立与维系，必须以情感作为纽带，而孤独症儿童先天的情感缺陷，成为他们构建友谊关系的一道无法逾越的天然屏障。

情感是由情绪的提升转化而形成的；情感是稳定的，具有社会内涵的，长久、持续的心理体验和态度；情感指向特定的人和事件，它是我们对他人或者事件的心理倾向、态度；情感有正面和负面两种性质，比如"爱"与"恨"。

情感需要和情感表达是人特有的高层次的心理能力，是人的精神世界里潜在的、与生俱来的一种特质，当人的生理、心理能力发展到一定阶段以后，潜在的特质就会显现，变成一种现实的需要和能力。这种需要和能力并不全是后天教育的结果，遗传使人们天生具有情感基因，如同大脑里刻录了"情感程序"，所以，不管是否受过教育，人都会有自发的情感需要和体验，具有表达情感的能力。

> 事实证明，孤独症儿童不是完全没有情感"细胞"，他们有"带缺陷的情感细胞"，这是对孤独儿童进行情感教育的生理基础。孤独症儿童的正常情感如同他们的其他能力一样，很难自然生成，需要经过特别的教育、培养和塑造。

情感建立和维系的本质是：以物质为载体，以双方心理互动为过程，以感受为目的，在同一层面上达到精神的共鸣、共享。由于这个特点，使情感交流不像工具性交流那样有形可见，心理感受注重的是心领神会，更高级的心灵沟通实质上是不可言传的。

从情感交流的建立和维系上分析，孤独症儿童的障碍主要表现为：

第一，动机不足。了解他人，将人作为自己的认知对象，通过观察他人的表情、语言、动作等外在表现，进而体察、识别、推断他人的内在感受，从而根据这一判断来调整自己和他人的交往距离。这是人的心理需要，也是人的心理能力，但是，孤独症儿童恰好缺乏这一心理需要，更缺乏这种心理能力。

他们的高级情感需求极其微弱。除了遗传因素之外，有一个因素不可忽视，即情感沟通兴趣的欠缺，这和孤独症儿童后天的经历与处境有直接的关系。因为，情感是在人与人的关系中产生的，人们追求情感分享一定是在情感沟通中得到正面的强化，但是，他们在与人交流中，因受到指责、命令、冷落、排斥等而产生的负面感受多于正面感受，雪上加霜效应使得他们本能地疏远他人，越发失去了交往的兴趣。

第二，严重的自我中心化。站在对方角度理解对方的需要和感受，是情感沟通建立的基础，孤独症儿童难以把自己和对方置于社会关系中去理解，不会站在对方的角度考虑问题，思维方式和行为方式都以自我为中心。即使是高功能孤独症儿童，能有清晰的语言表达，在解读语言的意义上也会有障碍，他们多从字面上理解，无法了解语言的深层含意，更听不懂言外之意、弦外之音。他们在语言互动上，可以维持对话，但是内容多以表达自己感兴趣的话题为主，对别人的反应并不在意，总是使用自己习惯的语言回答别人。他们的举止不会顾及别人的感受、别人的反应。

第三，不能体察心理活动。孤独症孩子无法表达自己的情绪，也无法解读别人的情绪。他们自身情绪异于常人，再加上语言的有限性，使得别人很难理解他们的想法、情绪和感受。由于失去了与常人共同的情绪体验，由于存在表达上的障碍，他们和常人之间少有情绪共鸣，即使他们感受到了对方的情绪，也无法实现与自己感受的连接，更难以进行情感层面的分享。

> 青少年孤独症患者会试图建立和别人的情感沟通，但是，当对方不能获得平等的情绪表达和情感满足时，交流往往就会中断。只出于责任维系的交往关系，不是真正意义上的情感交流，双方也无法形成真正意义上的友谊。

第四，缺乏情感调节能力。情感性交往的维持需要大脑中具有一种"调节机制"。在高级情感性交往中，同伴间需要有高度的弹性、多样性、变化性。也就是说，为了成功互动，每个人都必须过滤自己脑海里的信息、感觉，以及时向对方发送自己的信息，所以，情感交往中，几乎时刻都要做好瞬时判断，要不停地做主观评价，然后根据互动对象之间的共鸣深度做出再次评估，由此决定是否继续交流下去。

情感性交往没有特定的目的来引导双方的行为，它不像实用性交往，情感交往的过程和结果很多时候没有可预测性。到底是什么原因使双方共同构建的沟通系统不至于混乱、不至于断裂呢？情感沟通的双方需要感受对方微妙的情绪变化，时刻根据对方的情绪决定自己的做法、自己的反应。这个过程就是"情感协调机制"，这种机制使得双方共同努力，即使在出现误解、困惑的情况下，也能共同承受，化解障碍，维持交往。

> 孤独症患者由于脑生理基础的原因，他们没有这种调控机制，无法把握这样的沟通系统，经验分享难以发展起来。没有感情的参与，虽然孩子可以成功融入社交模式，但缺少了重要的东西——交往动机和快乐体验。有很多高功能孤独症孩子有很好的行为习惯，少部分能表达情绪，还能理解别人的情绪，但是仍旧不足以和别人建立友谊关系。

培养一个孤独症孩子形成表达自己情绪和读懂别人情绪的能力，能够维持自己和同伴间的友谊，能够体验与人交往的乐趣，并在交往中和同伴形成情感共鸣，调整自己和同伴的心理距离，这是社会性康复教育的重要内容，也是衡量孩子康复程度的最高级的理想目标。

孤独症儿童情绪矫正的方法

孤独症儿童可以摆脱病态情绪的困扰吗？只要我们能够找到不良情绪的起因，对症下药，扶正祛邪并用，随着孩子社会性内涵的增加，多数孩子的情绪能得到控制和改善。

○ 情绪起源于何处

1. 生理原因。如前所述，情绪是大脑的机能，因为脑功能异常，使得孤独症儿童情绪的生成过程、强弱程度、表达方式等都具有与众不同的特点。生理特异性是最根本性的原因。

2. 认知原因。情绪情感的产生受环境事件刺激和认知状态的制约。其中，认知因素是决定情绪情感发展的关键。心理学家阿诺德提出情绪产生的"评定—兴奋"说，即刺激—评估—情绪。所谓评估过程，指孩子的认知活动，当孤独症孩子对一个客观情景产生错误认知以后，随之而来的可能就是不正常的情绪反应。

3. 控制原因。孤独症儿童在脑神经活动中，本身兴奋与抑制的调节转换功能很差，再加上自我意识不发达，缺乏对自身情绪的察觉和主动调节，因此常常难以控制自己的情绪，时常处于失控状态。

4. 环境原因。环境是孤独症儿童情绪不正常的一个重要诱因。众所周知，一个孤独症儿童的表现必然会与正常社会生活环境的要求存在距离，在我们有意识地促进孤独症儿童康复的过程中，必然会和孩子的现存表现产生矛盾，引起孩子的情绪反应。这种情绪诱发因素，最多的是通过孩子的抚养者、教育者的情绪传递给孩子的，当孩子感知到以后，往往引起他们的不良情绪反应。这种诱发因素不是孤独症孩子异常情绪的根本原因，但是，它却能加剧孩子异常情绪发作的频率和强度，也是孩子情绪加剧恶化的重要原因之一。比如，家长的坏情绪往往引起儿童的坏情绪，儿童的坏情绪反过来又引起家长的坏情绪，很多家庭长期处在这样一种家庭坏情绪的循环刺激中。

不良情绪发作的次数越频繁，情绪的强度越大，孤独症儿童的情绪障碍就会变得越发严重，矫正起来就越发困难。

○ 怎样让孩子的情绪好起来

矫正孩子不良情绪的方法如下：

1. 给予充分理解。理解孤独症儿童情绪的生理根源，必要的时候给予安慰。生理原因使孤独症孩子的情绪极具"脆性"，即极其容易失控，从爆发到高潮速度很快。很多时候，我们找不到孩子此时此刻情绪爆发的原因，那么，首先我们要排除孩子的生理不适，然后使用可以吸引孩子注意的方法，使其情绪逐渐转移。需要注意的是，孤独症孩子情绪的脆性，应随着年龄的增长和大脑的发育而逐渐好转，我们可以期待孩子情绪稳定性、弹性不断增强。

2. 提高理解能力。正常的情绪状态是需要孩子有相应的认知去解释自己面临的情景和问题的，所以，智力开发是情绪矫正的一个重要方面。孤独症儿童大多数存在智力障碍，对一个客观刺激会产生错误的认知及不当的评估，于是就出现了本来应当引起情绪反应的刺激，他们麻木不仁，而不该引起情绪反应的刺激，他们却大发雷霆。这种情况下，只要提高孩子的认知能力，引导他们给客观刺激做一个合理的评估，多数情况下，可以改善孩子的不当情绪反应。

3. 发展自我意识。自我意识对情绪控制有很重要的影响。情绪控制的难度很大，需要情绪调节机制的发展和认知共同发挥作用，而且需要孩子对自我形象有正确的期待和要求。小学中年级以上，随着自我意识的发展，应该启动孩子的情绪自我控制。当然，开始时需要外力帮助，逐渐要让孩子走向内部自我控制。

4. 减少外因刺激。外界诱因是我们最容易控制的一个因素，需要养护者和教育者接受孩子的客观情况，调整自己和孩子相处时的情绪，不因为自己的语言、情绪和行为诱发孩子的不良情绪。虽然教养者做到这一点有难度，但事实证明，这的确可以大幅度地减少孩子的不良情绪。

5. 注意力转移。情绪一旦发生以后，不能进行简单的压制，否则会适得其反。建议的做法是疏导，让不良情绪尽可能合理地发泄出来。当知道引起不良情绪的原因时，消除原因就可以了；不明了原因的时候，需要转移注意，这种做法很多时候可以起效。

6. 冷静后处理情绪问题，即在孩子不闹情绪的时候解决情绪问题。孩子情绪相对好的时候，让孩子反观自己的情绪障碍，进行自我认知。恶劣情绪状态之下，认知受到扭曲，不可能讲清楚任何道理。

7. 利用强化措施。情绪是心理活动，但孤独症儿童的所有情绪都可以通过有形可见的行为表现出来，初级的情绪更是如此。因此，利用行为矫正原理及技术矫正情绪同样是有效的。

我们可以看到，矫正情绪需要内外结合，标本兼治，既要处理好当下情绪的急性发作，也要从长计议，从认知理解、自我意识等心理能力的提升上帮助孩子。

建设孩子积极情绪的方法如下：

1. 改善家长情绪。家长不能从内心深处接受孩子患病的现实，大多会通过情绪表现出来。孩子对父母的不良情绪具有高度敏感性，所以改善家长自身的不良情绪是建设孩子健康情绪的一个重要方面。

2. 对孩子合理期待。由于对孤独症真相认识不清楚，致使很多家长对孩子产生不合理期待，比如目标过高、过于理想化，或者与别人的孩子比较等，激惹了自己也诱发了孩子的情绪问题。有的家长给予孩子的辅助不到位、不合理，使孩子难以达到要求，常常产生挫败感，孩子很容易爆发情绪。降低目标，合理期待，辅助到位，让孩子感受成功，是减少不良情绪特别有效的途径之一。

3.给孩子鼓励和赞扬。孤独症孩子在社区、幼儿园，特别是在学校中很难得到他人平等、由衷的表扬，这就需要家庭给予补偿。孩子害怕失败，没有自信，让孩子感受他人的认可，增强自信，也是改善不良情绪的方法。

4.使愉快成为主导情绪。给孩子安排好学习和生活内容，必要的时候和孩子商量，共同做孩子感兴趣、能胜任的事情，让愉快成为孩子情绪的主旋律。

5.讲究教育方法。课业辅导是很多孩子爆发情绪的特定事件，这必然与课业难度和辅导方法有关系。孩子的学习内容、学习方式是可以生活化、游戏化的，要避免刻板的桌面教学方式，这样做可以减少孩子的抗拒情绪。

6.教给孩子表达情绪的方法。孤独症孩子因为语言障碍，想法不能得到表达，这时候告诉孩子应该怎样把想法告诉别人，"说出来"可以减少情绪爆发的频率。教孩子一些文明的、合理的情绪输出方式，我们不能让孩子没有情绪，而是要让情绪按照社会允许的方式表达出来。

解决情绪问题需要扶正祛邪"两条腿"走路，建设积极情绪其实是在扶正。

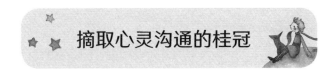

摘取心灵沟通的桂冠

怎样在孤独症儿童的心灵荒漠上培植情感绿洲呢?

孤独症儿童感情交流的学习是需要特别去启发和教育的。他们学习情感交流的过程和正常孩子一样具有相同的逻辑过程，只不过我们要做的是遵循逻辑过程，遵循客观规律，将感情发展沿途的每一个局部放大、重复，给孩子足够强度的刺激和足够多的机会。

孤独症孩子的情感发展会经历以下几个阶段：

1．只有工具性、安全依赖型依恋。

2．有简单的情感交流需要。

3．初步地体验、解读别人的情绪，可能有初步的同情感，形成初步"移情"。

4．有意追求情感交流，有意寻找朋友。

社会情感培养方案举例

妈妈爱你

训练目标：通过感官刺激，让孩子感受爱的情感，感受安全需求的满足。

训练过程：

第一，给孩子充分的拥抱、爱抚、亲昵，经常和孩子机体接触，抚摸孩子，通过触觉让孩子感受大人的情感。同时伴随亲和性语言。

第二，在和孩子的互动中使用情感性强化。

第三，在孩子为我们做了一件具体事情以后，表示衷心的感谢。

提示与解析：

1．充分享受父母的拥抱、亲昵，这是婴幼儿成长过程中最自然的需要，不可或缺。但对孤独症儿童来说，这种满足可能严重欠缺。虽然从表面看来，孤独症儿童的父母拥抱自己孩子的时间不会少于普通儿童，但是，我们知道即便从婴儿时期开始，父母拥抱孩子的意义就有两重性：第一，抚养方式的需要，比如哺乳时的拥抱；第二，亲情互动的需要。正常婴儿在温饱满足的情况下，能够在母亲的怀抱中用微笑和眼神与母亲进行感情互动，而孤独症儿童从婴儿期开始感情互动就出现了阻塞，他们在基本需求满足以后，会抗拒和父母的身体接触，这是孩子心理异常的表现。很多孩子长大以后，对父母的"拥抱需要"会返回婴儿时期的水平。修复心理断档，需要从断档的地方重新连接，拥抱、爱抚等身体的接触，是不可或缺的环节，所以孤独症儿童需要补上这一课。

2. 父母应该在自然生活中不失时机地表达对孩子的爱，比如，每天早晨醒来的时候，用亲切的目光注视孩子，充满爱意地抚摸孩子。

3. 孩子会在不同的年龄出现爱抚的需要。也许孩子不懂得区分场合，使父母难为情，但拒绝孩子的要求是错误的，应该告诉孩子可能的场合。

4. 如果身体爱抚是必要的过程，只有得到充分的满足，孩子的情感才会向下一个程度发展。

5. 爱抚的动作和语言必须是真诚的，发自内心。大人对孩子的情感反映在我们的表情、语气、态度上，和孩子讲话态度要专注，表情要和蔼，语气要亲切，眼神、动作、一招一式都让孩子感觉到我们的投入与真诚。心不在焉、敷衍了事，孩子是可以感觉到的。

6. 让孩子体验到亲情交流的非功利性，要和行为训练中的物质奖励区别开。

7. 也许孩子没有反馈，但是家长要持续不断地进行情感输出。当我们面对孤独症孩子的时候，父母的正常情感输出往往自我阻断，原因有：（1）当这种情感输出是单向的时候，我们没有得到孩子的回应，就认为自己的做法是无效的，因而停止和孩子的情感交流；（2）父母对孩子的"感情输出"常常是有偿的，也就是说，对于孩子来说，要得到父母的欢心是要付出"代价"的，有时父母表现得很功利、吝啬；（3）因为孩子的障碍，带来了家长自身的心理、情绪障碍。

上述几方面原因，使得家长对孩子的爱实际上打了折扣。启发孩子的情感，父母首先应解决以上三个问题。第一，单向输出阶段是必要的，从孩子一方来讲，有输入，适当的时候他才会输出。就像我们说的，孩子在开口说话之前，必须有相当长的"听话"的过程是一样的。如果以"我和他说话他没有反应"为由停止和孩子讲话，孩子可能就真的不会讲话了。第二，和孩子的情感交流，对孩子发自内心的爱，父母应真诚、慷慨，不要让孩子感到只有在付出的条件下，才能得到父母的爱。爱应该是随时随地的、无偿的。第三，自己有正常的情绪。我们自己的情绪障碍，孩子可以敏感察觉，对孩子的影响也是无形的。

8.情感教育的实施者最好是和孩子有直接血亲关系的父母，因为父母真诚的投入程度要超过其他关系的人。在父母和孩子之间有一种看不见的"情感场"，它在无形中发挥着作用，这是他人不能替代的。

妈妈，你在哪里

训练目标：让孩子理解父母的存在和自己安全的关系，训练孩子懂得和父母保持安全距离。

训练过程：

第一，通过故事、影视作品和生活实例，让孩子理解母亲和孩子温饱及安全的关系。

第二，将孩子置于危险的高处，父母进行安全保护，让孩子体验危险，体验父母和安全的关系。

第三，在公共场所和孩子保持安全距离，在孩子不注意的时候故意离开孩子的视线，剥夺孩子的安全感，让孩子适当等待以后再出现，让孩子理解父母对自己的安全保护的作用。

第四，在孩子遇到挫折的时候，让孩子感觉到与父母之间心理纽带的存在，感受父母是自己的"安全岛"，不单纯是满足生理需求的工具。

提示与解析：

1.这些训练关系到孩子的人身和心理安全，家长要把握好尺度，给孩子绝对的安全保护，在没有把握的情况下，不宜采用。

2.本训练需要孩子有一定的理解能力，如果孩子没有陌生感，没有危险的概念，此训练也许会被孩子错误地理解为开心的游戏。

3. 训练情景需要设计，父母要有感情地投入，比如让孩子感觉到父母焦急的表情和语言。

我很理解你

训练目标：让孩子感觉、体验成人对孩子的同情和理解。

训练过程：

第一步：发现孩子的各种感受，比如察觉孩子的各种生理变化，察觉孩子的情绪变化。

第二步：帮助孩子表达感觉和情绪，并教给孩子表达感觉和情绪的语言。

第三步：当孩子表现出和成人交流的愿望时，及时回应孩子，不要忽略。

提示与解析：

1. 在孩子有感觉、感受需要向我们表达的时候，我们必须高度注意，抓住这样的机会，给孩子充分的理解和同情，不要忽略甚至斥责。

2. 当孩子有情绪时，不管什么样的情绪，大人都要表示同情、理解，与孩子同喜同悲，并且用语言帮助他把自己无法表达的感受说出来。只有经过这一步，以后孩子在有类似感觉的时候，才能将自己的体验说出来。我们希望孩子学会移情，学会站在他人的角度理解他人的感受，首先我们要理解孩子的感受，让孩子充分"享受"我们的移情，然后让孩子学会移情他人。孩子获得别人的理解和同情是他同情和理解别人的开始。

3. 当孩子情绪不当爆发时，理解其合理成分，给予疏导，平息以后要分析原因，让孩子实现自我控制。

他怎么了

训练目标：引导孩子体验、理解别人的感受。

训练过程：

第一步：让孩子观察生活中他人的情绪表现，并理解不同情绪产生的原因。

第二步：利用影视作品和故事，让孩子理解他人的情绪、情感。

第三步：引导孩子将他人的情绪和自己的情绪进行比较。

提示与解析：

1. 让孤独症儿童读懂别人的情绪，这是开启他们情感闸门的必要过程。先让孩子从对别人的漠视和不解中清醒过来。任何一种情绪都有外在的表现形式，让孩子通过外在表情判断他人的情绪，是孩子读懂别人情绪的第一步。要给孩子提出注意的具体指向，比如看别人的表情、眼神、动作，听别人的语音、声调等，帮助孩子归纳这些表现的情绪意义。

2. 先让孩子理解典型的、特征明显的情绪表现。

3. 让孩子观察不同人物情绪的各种表现，帮助孩子归纳总结出共同特点。

4. 在孩子自身出现同类情绪的时候，引导孩子联想他人的情绪表现，建立自己和他人感受与情绪的共鸣。

可爱的小猫

训练目标：让孩子与小动物相处，培养孩子对生命的爱惜之情。

训练过程：

第一步：选择温顺、能够家庭饲养的小动物。

第二步：让孩子照料小动物，通过动作、语言等，与小动物进行沟通，表达对动物的爱惜之情。

第三步：抓住动物生命过程的必然与意外，让孩子理解和感受生命的过程。

提示与解析：

1. 选择的小动物应该绝对安全。事先要争取孩子的同意。

2. 饲养过程要让孩子亲自动手，比如动手喂食、给动物洗澡等。要让孩子抚摸小动物，逗小动物玩，体会爱与珍惜。

3. 小动物生病、受伤、死亡等环节最好让孩子直观看到，并让孩子体会动物的痛苦。

大家都哭（笑）了

训练目标：利用大众情绪的强烈氛围进行情感教育，让孩子体验情感共鸣。

训练过程：

第一步：抓住自然生活中大众情绪氛围鲜明、强烈的场合，让孩子置身其中。

第二步：指导孩子观察其他个体的情绪表现。

第三步：通过语言、动作、装饰等可见的东西，渲染氛围，引起孩子的情绪感知。

第四步：让孩子融入氛围之中，感受情绪，表达情绪。

提示与解析：

1. 因为生活中的情绪氛围是由大众参与营造的，所以不能人为创设，只能在有机会的时候抓住机会。在一种强烈的氛围中，让孩子感受集体情感。氛围是大众情绪的集合，这种集体情绪比个体情绪更具传导性，也更强烈、鲜明，这是对孤独症孩子情感教育的好机会。

2. 这种氛围一定要鲜明、生动、可感知，比如学校的集体活动、社会生活中的突发事件、家庭生活中的变故、节假日等。

3. 可预测的时候，参与前要给孩子讲清楚。

4. 参与过程中，要给孩子讲解与事件有关的各种问题，比如事件主体、参与人员、人们的关系、人们的心情等。

5. 不同氛围是由于场所不同引起的。比如医院和游乐场的氛围不同，要让孩子感受、比较。

妈妈生病了

训练目标：培养孩子对亲人的关心与同情。

训练过程：

第一步：孩子生病的时候，家人要表达同情、关心和爱，给予特别关照。

第二步：家庭成员生病的时候，对孩子强调自己的感受，让孩子直观感觉家人的不适状态和程度。

第三步：让孩子力所能及地照顾病人。

第四步：对孩子的照顾表示感谢。

提示与解析：

1. 以孩子可感知、可理解的方式，让孩子明白父母、家人和自己的关系。

2. 平时注意提示孩子关注亲近的人，关注的内容根据孩子程度不同，由易到难，可以让孩子依次关注家人的着装、动作、习惯、情绪、健康、爱好等。

3. 家庭成员之间互相关心时，要及时告诉孩子，争取引起孩子的共同感受，让孩子分享家庭成员之间的感情。

4. 给孩子机会帮助家庭成员做事情，包括公共事务和个人关怀，比如扫地、给妈妈端水等。

我也祝你生日快乐（早日康复）

训练目标：在日常生活中发展孩子和伙伴的情感交往。

训练过程：

第一步：引导孩子关注身边伙伴的存在，学会建立和伙伴的工具性交往，比如，同学帮助我找到了丢失的东西。

第二步：让孩子理解伙伴和自己的互助关系，在此基础上启发孩子对伙伴的友好感情。

第三步：引导孩子观察伙伴日常生活的变化，比如生病、过生日等。

第四步：集体表达对伙伴的感情。

第五步：强化。遇到类似情景时，鼓励孩子自觉表达对伙伴的情感。

提示与解析：

1. 和同龄伙伴的情感交往是个难点，如果有条件，先让孩子接受别人的情感表达，再对别人表达自己的情感。

2. 这类情感交往需要以认知为基础，让孩子理解同伴之间的功利关系，然后升华到情感关系。

3. 从集体情感表达开始，需要老师配合，抓住机会，让孩子参与其中。从集体情感表达过渡到孩子能与特定的对象进行情感交流。

● 请你到我家里来

训练目标：培养孩子与同龄伙伴的情感沟通。

训练过程：

第一步：让孩子关注伙伴，从中选择自己喜欢的伙伴。

第二步：指导孩子邀请伙伴到家里做客。

第三步：和孩子一起准备接待伙伴的物品，设计和伙伴一起活动的内容。

第四步：按照计划和孩子一起接待伙伴。

第五步：和孩子总结与伙伴交往的感受。

提示与解析：

1. 在活动过程中成人始终需要指导孩子，但是要让孩子感觉到自己的重要性。比如，邀请的对象、准备的物品、接待内容等要让孩子做主，或者给孩子几个选择，让孩子自己决定。

2．确定邀请对象，要让孩子说出喜欢对方的理由。

3．接待过程中要让孩子学习怎样做才能让对方满意。

4．伙伴走了以后，和孩子一起总结交往的收获和意义。

我们一起去（做）吧

训练目标：培养孩子对同龄伙伴关系的理解。

训练过程：

第一步：给孩子寻找必须与伙伴合作的任务，给孩子讲解自己和伙伴在活动中的角色和相互关系。

第二步：指导孩子在活动中与伙伴合作完成任务。

第三步：对孩子强化伙伴的重要性，引申为孩子对伙伴的情感依赖和感激之情。

提示与解析：

1．给孩子提供需要与伙伴共同完成任务的机会，在完成任务的过程中，孩子与伙伴必须相互帮助，以此让孩子理解自己与伙伴的利益需要。

2．先理解与伙伴的功利关系，理解只有伙伴的参与才能解决问题。在此基础上，引发孩子对伙伴的感激，将功利性交往向情感交往的层次升华。

3．和伙伴合作完成的任务需要家长创设。这种合作可以是显性的，也可以是隐性的；合作完成的任务可以是非常简单的，也可以是复杂的，视孩子能力而定。

4．这类训练适宜找能力较强的伙伴，这样才可以顺利完成任务。

5．最后的总结必不可少。

他是我的好朋友

训练目标：培养孩子对伙伴的情感依恋。

训练过程：

第一步：创造孩子和伙伴共同生活的机会。

第二步：体会生活中伙伴带来的快乐。

第三步：用物质形式强化与伙伴的友好感情。

第四步：在与伙伴分离以后，引导孩子回忆与伙伴共同生活的情景，引发孩子对伙伴的思念。

第五步：以物质的形式传递对伙伴的感情。让孩子期待与伙伴的交往。

第六步：分享孩子与伙伴的友情。让孩子学习维持伙伴关系的技巧。

提示与解析：

1. 整个过程需要成人的辅助完成。关注点要放在孩子的心理体验上，如果孩子的情感体验是不愉快的，不可以勉强其与同伴交往。

2. 成人需要给儿童讲解自己的伙伴，讲自己和伙伴的故事，让孩子理解、体会父母是如何表达对伙伴的感情，如何维系伙伴关系的。

3. 孩子可能始终无法与伙伴进行顺畅、自觉的情感交流，但是，如果在成人的引导下孩子能理解伙伴和自己的关系，相处时有快乐的体验就可以了。

4. 一般而言，单纯的情感交流在能力相当的伙伴之间才可能建立。

总结：

1. 情感启发和培育需要贯穿在日常生活中，需要潜移默化，不是靠突击训练就能见效的，要日积月累，"润物细无声"地去渗透。在我们看到孩子感情输出以前，大量的感情输入是必要的过程，孩子没有反馈、没有响应的时候，我们仍然需要坚持爱孩子，对其进行情感教育，谨记"精诚所至，金石为开"。

2. 本书设计的方案仅是日常生活中的一部分，主要是提供思路，家长可以根据自己的具体情况，在此基础上灵活拓展、灵活运用。许多"教育活动"都可以按照由易到难的层次进行再设计，以螺旋式上升的方式重复进行，伴随孩子由小到大的成长过程。

3. 本书设计的其他教育训练活动具有类似的特点。

孤独症儿童的游戏与同伴关系

游戏教育能够给予我们什么样的回报呢？游戏的本质是什么？孤独症儿童真的能够平等地参与游戏吗？怎样利用游戏让孩子学习交往呢？

○ 孤独症儿童在游戏中的尴尬

家长往往因为孩子不能参与同龄伙伴的游戏而苦恼、焦虑。如果我们将孩子能否和同龄伙伴游戏看成孩子是否会交往的重要指标，自然会将教孩子与同龄伙伴共同游戏作为训练的重点。事实上，虽然很多家长在这个目标上下了很大功夫，特别是在早期康复阶段，对通过游戏发展孩子的交往能力期待很高，但结果却往往不尽如人意。

我们不情愿地看到了这样的结果：

1. 离开老师和家长的维护，离开教学环境的支持，孤独症孩子还是无法产生对同龄伙伴活动及游戏的兴趣，宁愿和成年人或者小于自己年龄的孩子在一起。

2. 勉强可以参与同龄伙伴游戏，但是大多数孩子只能参与简单的游戏，复杂规则的游戏、合作游戏无法参与。

3. 即便参与了游戏，时间也很短，难以持续。

4. 游戏过程中必须有成年人的辅助，离开这个外因，游戏过程立刻就会中断，孤独症孩子无法独立与伙伴进行游戏。

5. 游戏中孩子始终是追随者，和其他成员比较，其地位无法平等。

为什么会这样呢？

游戏是儿童的天性，游戏的本质是儿童对社会生活的模仿，也是儿童获取快乐情绪体验的重要途径。儿童的游戏有三个基本特点：一是假想性，二是规则性，三是娱乐性。由于儿童社会生活实践的范围有限，通过假想游戏，儿童以虚拟的方式体验各种社会角色，以游戏的方式理解社会规范、理解人际合作，以娱乐的方式间接地获得成人社会生活体验。因此，游戏是促进孩子社会性发展的一个途径。

社会性发育正常的儿童，从三岁起就可以从事简单的游戏活动，先是以假想为主要特点的单独游戏，到了四五岁，是群体性的平行游戏，五六岁以后，孩子能够进行有分工、有合作的规则游戏。第三类游戏是社会化程度比较高的游戏，儿童需要理解游戏规则，遵守游戏规则，监督对方遵守游戏规则，用恰当的交往方式解决游戏中的冲突。

正常儿童的游戏活动基本能自发地形成，孤独症儿童的游戏活动就需要成人的启发、引导、干预、组织，他们才能逐渐地、有限度地参与游戏。

> 绝大多数孤独症儿童不能像正常儿童那样参加游戏活动。第一，孤独症儿童缺乏对成人社会生活的关注、想象和模仿的兴趣；第二，缺乏"角色假装"这一心理能力；第三，不能理解和遵守游戏规则，合作游戏无法进行；第四，缺乏参与游戏的能力；第五，情感需求动力不足，难以体会到乐趣。

○ 游戏对孤独症儿童社会性发展的意义

成人引导孤独症儿童参与游戏活动，可以打破他们的自闭状态，引导孩子关注游戏中同伴的存在，培养孩子的角色感，锻炼孩子对交往规则的理解和运用，让孩子体验到快乐的情感。所以，孤独症儿童的社会情感教育需要虚拟的人际情感交流作为平台，需要有一个带有娱乐性的人际情感交流过程，需要通过创设多种游戏形式引起孩子对人际沟通的兴趣。所以，游戏是一种可选择的社会性康复教育手段，但并非必须采用的手段，更不是训练交往的唯一手段。

和同龄伙伴的交往按性质可以分为实用性交往和情感沟通性交往。即便可以选择游戏教育方式，在同伴之间也应优先教孤独症儿童学习实用性交往，其次才是发展更高级的情感性交往。

和同龄伙伴的情感交往可以通过游戏习得，也可以通过日常生活中的非游戏交往习得。

○ 怎样引导孤独症儿童和伙伴一起游戏

孤独症儿童与伙伴关系的发展要经历以下几个阶段：

1. 拒绝一切伙伴，离群独处。

2. 有接近伙伴的意愿，但是不知道怎样和他人交往，只是简单追随伙伴。

3. 泛泛地接近伙伴，缺乏针对性。想对别人表达友好，但不会考虑对方的意愿。

4. 初步学会选择伙伴，并能在一起玩，建立初步的"友谊"。

一般规律是：从第一步到第二步花的时间最长，走的路最艰难，第三步以后显著加快。

从孩子学习交往的实际效果来看，交往对象如果是成年人更为有利。因为，成年人能给予孩子更多的指导与谅解，更能够迁就孩子的水平，孩子也能相对获得较多的愉快体验，获得较多的交往经验。而同龄孩子之间的交往，两者之间的差异达不到足以给孤独症孩子宽容、指导的程度，所以，孤独症孩子与成人交往较为容易，进步也更快一些，而与同龄孩子交往较为困难，进步速度也比较缓慢。要提高交往水平，选择年龄、能力差异较大的交往对象，对孤独症孩子更合适。水往低处流，差异显著，补偿作用才会显著。

尽量让孤独症儿童多与成年人交往，在这种交往中，他们获得了交往的各种体验、各种经验，这种经验、体验越多，越有利于提高他们与同龄孩子交往的能力。

孤独症儿童学习如何参与同龄伙伴游戏，一般分为以下几个阶段。

简单游戏阶段：

第一步：在成人的要求下关注同伴的活动，注意别人在做什么。先由成人带领孩子注意小朋友的具体活动，而不能只给孩子下达一个指令："去看小朋友在做什么！""去和小朋友一起玩！"这样的指令对孤独症孩子来说不起作用。他们需要在成人的指导下，将注意力转向一个活动细节，并且需要语言、手势来帮助他们理解活动的意义和维持他们关注同伴活动的注意力。或者可以给孩子安排一个具体观察任务，如"看看他们手里拿的是什么东西，然后回来告诉我"。关注别人的存在，关注别人在做什么，引起兴趣，是参与游戏的第一步。没有欲望，强行进入游戏过程，孩子会逆反，甚至会闹情绪。一旦对游戏产生反感，以后纠正很麻烦。

第二步：让孩子关注的不应该仅仅是同伴的行为过程，要让孩子感知同伴的情绪表现，体会游戏给大家带来的快乐体验。当然，这需要成人的讲解。

第三步：诱导孩子部分参与游戏。可以让同伴邀请孩子参加，也可以成人提示、要求孩子参加。开始时成人要一同加入游戏，成为游戏成员之一，以便在游戏过程中指导孩子，帮助孩子理解游戏规则，并给予辅助，重要的是和孩子一起体验游戏的快乐。

第四步：成人撤离游戏过程，在局外给予语言上的辅助。

第五步：让孩子独立参与伙伴的游戏。

第六步：游戏完成以后，和孩子回忆游戏的过程，强化游戏中的快乐体验。

提示：

1. 有条件的应该先从参与"成人游戏"开始，以后将游戏主体逐渐转换成同伴。

2. 上面的顺序要循序渐进，不能跨越。

3. 这类游戏主要指简单的群体性联合游戏、简单的角色游戏，指导孩子参与有规则的游戏，难度更大一些，过程更复杂一些。

4. 游戏重在快乐体验，在游戏过程中和游戏结束后，都要观察孩子的情绪变化，强化体验，不要只重视游戏的过程，要重视游戏的体验，不可以本末倒置。孩子之所以喜欢参加游戏，是因为游戏可以带给他们愉快体验。本末倒置就背离了游戏的目的，游戏本身不是目的，而是手段。如果可以通过别的手段达到相同的目的，也并不是非游戏不可。

规则游戏阶段：

第一步：让孩子观摩别人的游戏过程，给孩子讲解游戏规则。

第二步：成年人和孩子一起做游戏，监督孩子遵守规则。

第三步：让孩子在游戏中获得成功。

第四步：让孩子学习监督别人遵守游戏规则。

第五步：学习相互协商，调解矛盾。

第六步：竞技游戏教孩子学会理解输和赢。

第七步：让孩子体验游戏带来的心理感觉。

提示：

1. 这类游戏是对规则的学习，有竞争性，绝大多数孩子难以发展到这个层次。

2. 孤独症儿童的游戏以非竞争性游戏为主。

3. 如果孩子能力不够，避免参与这类游戏。

4. 游戏对手应该以成年人为宜。

○ 一个重要的提示

第一，游戏是孩子学习交往的方式之一，也是孩子体验快乐的渠道之一，但是要具体问题具体分析。以孩子主动表达对游戏的参与兴趣作为游戏教育最好的切入点。

第二，孤独症儿童参与游戏不在于游戏形式和级别的高低，他们可能长期只喜欢简单的游戏，这没有关系，重在体验，保持兴趣是主要的。

第三，游戏的伙伴可以是成年人，也可以是同龄人。

第四，不能用游戏代替日常生活中的工具性交往学习。

第五，孤独症儿童和同龄伙伴的关系以日常情感交往为学习重点。

孤独症儿童的发展障碍程度各异，表现形式也有所不同，但有一点是相同的，那就是他们都不能和同龄人建立正常的友谊。他们和成年人的交流要顺畅、容易一些，或者也有的大龄孤独症患者，当沟通的另一方比自己年龄小时，交流也比较容易进行。从大龄乃至成年孤独症患者身上，我们都发现了这个特点。

人际沟通有垂直和平行两个方向。同龄人交流属于平行沟通，与年龄长于自己或者小于自己的对象交流，属于垂直沟通。也就是说，孤独症患者垂直沟通的效果好于平行沟通，主要原因是孤独症儿童与成人沟通时，成人可以迁就孩子的水平。从两个角度看，孤独症儿童的心理年龄明显小于生理年龄，也就是说，与同龄人比较，他们的社会性并不在一个水平上，在社会认知、沟通动机、表达能力、行为方式、社会经验等方面，孤独症儿童明显低于正常同龄人。而同龄人之间，特别是青少年阶段以前的同龄伙伴，一般需要从沟通中获得平等的感受与经验信息，这个时候，孤独症儿童与同龄人的关系就难以维持了。也正是由于这个特点，使得孤独症患者和年龄小于自己的对象沟通更容易，因为自然年龄的错位，正好使他们的心理年龄接近，比如一个 10 岁的孤独症儿童，或许心理年龄相当于 6 岁普通儿童，所以他们之间可以维持交流。

很多孤独症儿童家长花费很大力气，试图帮助孤独症儿童建立同龄伙伴之间的友谊关系，如果没有成人的介入，一般都收效甚微。是不是不通过同龄伙伴，就无法让孩子学会交流呢？如果这样认识问题，就会产生误区。相反，和成人的交往更有利于孩子在同样的时间内更好、更快地学习交往。